中醫搞WHAT

一覽中醫基本原理、適合病症、看診秘訣與養生原則，

告訴你爲什麼要看中醫

中醫師 Ovi吳奕璇 著

晨星出版

推薦序 你的中醫不是你的中醫

臺北市立聯合醫院中醫部主治醫師
台灣中醫家庭醫學會常務監事
林舜穀中醫師

中醫是每個台灣人都會接觸到的醫療方式，就算從未踏進中醫診所，也多少都聽過許多中醫的醫學名詞，例如上火、濕氣、風寒、氣虛等等。然而，你真的了解這些醫學名詞的意思嗎？

許多人只是直覺地講出這些名詞，或者看到廣告上宣稱可以降火氣、補元氣等等的廣告詞彙，便覺得自己也有這些症狀，立刻下單買來大吃特吃。

在門診中也常遇到病患一坐下來，就跟醫師說：「醫師，我寒氣好重。」「我濕氣排不掉。」「我熱毒很深。」，甚至連上熱下寒、肝腎陰虛等進階名詞也是張口就來。

社群媒體上也充斥著許多相關的內容，例如「去濕氣最棒的10種食物」、「上火必按的十大要穴」等等，快快點讚收藏等等。大量的資訊讓人們更方便學習中醫的知識，卻也更容易迷失在海量的中醫專有名詞中。

在這本《中醫搞WHAT》書中，Ovi吳奕璇醫師清楚地說明了中醫最核心的概念，不僅以淺顯易懂的文字呈現，還有很棒的手繪圖片解說，讓讀者可以了解在眞正的專家眼中「中醫是什麼？」甚至用現在流行的鬼滅之刃來解釋陰陽，不僅形象鮮明，更能更好地掌握中醫的核心知識。

讀完本書，讀者不僅會對陰陽、氣血、五行等理論有更深的認識，還能了解到濕氣、風邪、腎虧到底是甚麼意思，以及中醫師看診時的主要重點。

此外，吳醫師還分享了許多中醫門診最常見的「爲什麼？」，例如虛胖實胖有何不同？爲什麼食物分寒熱？爲什麼懷孕要坐月子？等等。

最後，如果想要對中醫生涯有更深的理解，甚至有志成爲一位中醫師，我非常推薦一定要閱讀第十章「後中醫」。吳醫師以自己的經驗分享了一位台灣中醫師的養成與培育過程。

Ovi吳奕璇醫師在後中醫系念書時，便開始經營自己的自媒體，以介紹中醫和中醫師生活爲主題的頻道。即使是身爲主治醫師的我，也覺得獲益良多。不僅是我每集必點的頻道，也是我推薦給病患以及想了解中醫的民眾最主要的社群媒體。隨著吳醫師在IG上分享的手繪中醫圖片，更展現出她獨特的風格與幽默感。很高興看到Ovi吳奕璇醫師將這幾年的心血集結成書，並加入全新的內容。非常榮幸推薦這本書，大家快點買起來！

目錄

序 中醫是什麼？

在許多人眼中，中醫是一門古老神祕的學科。

雖然台灣人的生活中處處有中醫，如各種花草茶、藥膳料理、身體觀等等（如熬夜爆「肝」，肝怎麼可能只因爲你一天沒睡覺就爆炸呢），但大多數人對中醫仍然是一知半解。

因此，這本書便是要來跟大家講中醫在「搞什麼」！

中醫，字面上拆解起來的意思是「中國的醫學」，不過我自己更喜歡、也覺得更貼近核心概念的解釋是「致力於中和的醫學」。中醫最核心的概念是「陰陽平衡」，所以中醫師們都在努力將病人的身體調整到一個最中正平和的狀態。

這套關於平衡的理論架構，可說是一場歷經數千年的大型人體實驗，是無數先人累積經驗、歸納後整理出一套理解、治療人體的方法。只不過，由於這套理論架構仍有許多部份無法用現代科學的方式證明或解釋，因此還來不及被許多人認識，就被貼上帶著偏見的標籤。

但，若你願意仔細去了解，會發現它是一門**相當活潑的邏輯思考模式**。

爲了讓大家知道中醫在「搞什麼」，我們先來了解中醫到底「是什麼」。在這篇序文中，我會先以簡單的方式，從中醫的起源、與現代醫學的差異到診斷方式，帶你概觀中醫。

首先，就讓我們話說從頭，從中醫學的起源開始談起吧！從前從前……

一、中醫的起源

基本上，中醫的起源通常歸納於以下三種可能：

（一）聖人的傳說

相信大家對「神農氏嘗百草」、「黃帝大戰蚩尤」、「創造八卦的伏羲氏」或是三皇五帝等名詞不陌生吧？

其實，伏羲氏、神農氏、黃帝等等，都不是單一的人名，而是各個部族的統稱，不然光靠神農氏一個人就要嘗遍百草，那他也太辛苦了吧？

因此你可以如此理解這些傳說：以神農氏爲首的這個部族，有採集植物、紀錄特性與效果的習慣，這個部族也被認爲是原始農業社會的開端。

這些文明起源的傳說，以及他們所累積下的經驗及理論，是古人理解自然與人體的方式，也對後來建構中醫理論貢獻良多。這些經驗與理論，經過後世醫家紀錄及潤飾後，如今也能在《黃帝內經》、《神農本草經》這幾本中醫的經典中看到。

（二）巫醫

無論東西方，在遠古時代，人一旦生病，首先找的一定是部落裡的巫師。因爲巫師或祭司被認爲有「與天神溝通」的能力，他們希望能夠代替病人對上天祈福，或是請求赦免他所犯下的「罪」。久而久之，巫師們也都會採集草藥，運用自身經驗或是嘗試新方式來替人們治病，因此當時的巫師同時扮演了神職人員、醫師、藥師的角色。

而且把一個人的病治好這件事，本身也夠「神」的吧！

有趣的是，中文裡「醫」這個字的下半部「酉」，在最初的造字是寫做「巫」，也揭示了巫與醫最初密不可分的關係。

不過現今的中醫，已經透過眾人不斷的努力，建立起有系統的醫學架構，也已經脫離最初的巫醫起源囉！

（三）觀察自然

以前的醫家會透過觀察自然，如天氣的變化、動物的行爲或植物的型態，來促進醫學的發展。中醫的聖經《靈樞．邪客》說：「天有日月，人有兩目。地有九州，人有九竅。天有風雨，人有喜怒。天有雷電，人有音聲。天有四時，人有四肢。天有五音，人有五臟。天有六律，人有六腑。天有冬夏，人有寒熱……。」

這段文字說明的就是中醫重要的核心概念之一，即「天人合一」。這可不只是出現在武俠小說裡的名詞，天人合一表示人類身為大自然萬物的其中一員，人體就如同一個縮小版的天地，我們身體運作的情況或是生理現象，不僅受到氣候環境的影響，也跟大自然的許多現象息息相關。

古人除了觀察天地變化，還重視動植物的型態。在這裡插入一個華陀的小故事，可以讓你更清楚這個觀點。相傳有一次華陀在山裡採集草藥，意外看到一隻溪邊的水獺正在吃剛剛抓到的大魚。但是吃完之後，水獺卻感覺很不舒服，一直在地上打滾，走路也歪七扭八的。接著水獺掙扎到附近的樹叢找到一種植物的葉子來吃，過一陣子後，水獺就稍微恢復正常了。

華陀發現，原來這種植物就是紫蘇，它的葉子可作藥用，也就是當今常與生魚片搭配在一起的紫蘇葉，能夠緩解吃了過生冷的食物所引發的腹痛與腹瀉。

就這樣，經過不斷的觀察，人們歸納整理許多人體的生理現象、疾病的成因與藥物的特性，逐漸匯集成如今中醫理論的系統架構。

二、中醫與現代醫學的差異

現代醫學是當今主流，也是大部分人從小就醫的首選。許多人認為現代醫學效果快，屬於治標；中醫效果慢，屬於治本。坊間因此流傳一句玩笑話：「西醫治標，中醫治本，中西合治，製成標本。」

不過，上述的是大多數人的印象。即便同屬醫學，目的都是要幫助人們對抗疾病，詳細來說，這兩種醫學的差別究竟在哪裡呢？這裡將透過以下三點，簡單跟大家說明：

（一）看待疾病的角度

現代醫學傾向以微觀的角度去檢視人體，雖然也有相同功能器官同屬一個系統的概念，但是整體而言還是將人體劃分為許多小部分，以個別器官來分類，這也是醫院分科目的依據。

中醫則是將人體視為一個整體。雖然中醫同樣有五臟六腑等個別器官的觀念，卻是將疾病或是症狀的成因視為各臟腑器官交互作用的結果。因此，中醫並沒有特別的分科，即使是痠痛這種通常以針灸解決的問題，都可能跟內在的臟腑有關。

此外，如前言所說，中醫相當重視人體的平衡，也認爲疾病的產生是身體出現不平衡所致。

（二）治療目標的差異

診斷疾病後，現代醫學使用藥物的主要目標偏向殺死病原體、緩解急性症狀；中醫使用藥物則是著重在輔助人體本身啟動免疫與修復系統。

舉個簡單的例子，同樣是泌尿道感染的患者，現代醫學會給抗生素，目的是將下降感染處的病原體數量；中醫用藥側重在改善體內的環境，讓「壞菌」不適宜生長，使泌尿道回到原本的菌相平衡。

這兩種對付疾病的方法各有其優勢，現代人眞的很幸運，能以兩種有效的方式同時對抗疾病！

中醫的概念，是身體只要回復平衡，惱人的症狀跟苦痛自然會消失。要達到這點，除了中藥，中醫還有針刺、艾灸、拔罐、刮痧等治療方式，它們都是用來調整身體平衡的利器喲！

（三）較小的副作用

中醫的起源說明了中藥的來源，它們都是因為有療效而被記錄下來的植物、礦物或動物。雖然要將它們製作成藥物還是需經過萃取（炮製），但成分還是較屬於「天然」而沒有人工合成，因此中藥的副作用並沒有西藥來得多。這應該是許多人選擇中醫的原因吧！

只是，中藥畢竟還是藥物，吃藥本身還是會對身體造成負擔，因此一旦症狀緩解後，經中醫師評估就要停藥，這就是中醫裡「中病即止」的概念。

三、中醫如何看病

相信有些人聽過中醫看病的口訣，也就是「望聞問切」。以下將對這四大診斷方式進行簡單解說，並在第六章詳談。

（一）望

「望」即望診，簡單來講就是用「看」的來診斷。從病患進診間開始，還沒跟醫師對上眼的時候，診療其實就已經開始了（想不到吧！）。望診的範疇包括舌頭、精神、臉色、體型，而且診斷的重點還包含病患說話、走路型態甚至是個性等等。

中醫師就好像福爾摩斯在辦案，只是福爾摩斯要找出兇手，而中醫則是要找出病灶。

（二）聞

「聞」這個字其實包含「聞味道」及「聽聞聲音」這兩個意思，聞診便包含這兩部分。中醫師會聆聽病患說話的語調、聲音大小、呼吸狀況，和聞病人的口氣，確認身上是否有特殊氣味，來判斷病人的身體狀況。

（三）問

問診是四診中相當重要的部分，類似現代醫學的病史詢問。病患會在這個階段提出自己的疾病主訴，中醫師也會問問題來診斷疾病。這部分考驗著醫師的問診技巧，每一個問題都要深入疾病核心、撥開迷霧直搗黃龍。

清代中醫師陳修園在《醫學實在易．問證詩》有〈十問歌〉流傳下來，可以做爲基本的問診SOP：

「一問寒熱二問汗，三問頭身四問便，五問飲食六問胸，七聾八渴俱當辨，九問舊病十問因，再兼服藥參機變，婦人尤必問經期，遲速閉崩皆可見，再添片語告兒科，天花麻疹全占驗。」

（四）切

切診是大家覺得中醫神祕的最主要原因，說到切診，許多人應該會想到以前的傳說：「古代宮廷太醫不能摸到娘娘，都用一根細線來診斷脈動。」「病人什麼都不用說，留著鬍鬚的老中醫直接把脈就知道。」是不是很有畫面感？在我學中醫的這幾年，無論大小聚會，常常免不了有人帶著渴求的眼神看著我，「雙手一伸」求把脈。

把脈是醫師透過病人雙手橈動脈的搏動（深淺、速度、形狀、強弱等）來觀察疾病部位、氣血、臟腑的變化。

但大家不知道的是，把脈只是切診眾多項目的其中之一。包含腹診、感受身體的筋膜或是各部位的緊繃狀態等等，都在切診的範疇喔！

這四個診斷方式都各有獨特的作用，它們彼此互相聯繫、補充且不可相互取代，在診斷上同樣重要，並能夠讓中醫師了解病情的全貌，不能偏廢喔！

希望以上三大項目的介紹，能讓大家開始對中醫有綜觀的認識，接下來的章節會讓你更知道「中醫到底在搞ＷＨＡＴ」，以及台灣中醫如何養成（＝我的中醫求學經驗）囉！

Chapter 1

第一章

陰陽是什麼

第一章 陰陽是什麼

在日常生活中，每當我們說到陰陽，常常都會與鬼神聯想在一起。比如晚上的樹林會被認為是「陰氣重」的地方、廟宇分「陰廟」跟「陽廟」等；影視作品中，通常也有女鬼捕捉男性來吸取「陽氣」的畫面。傳統觀念以及影視作品的奇幻描繪，為「陰陽」這兩個字增添了許多神祕的色彩。

讀者們不知道的是，這簡單的兩個字**蘊藏著宇宙運行的道理**。會覺得我太浮誇嗎？且聽我來為你說分明。

陰陽其實是一種理解事物的方法，古人觀察到，世上每一件事物都可以用對立的兩種特性來簡單概括、敍述與分類。於是他們便將這概念稱為「陰陽」，並以此開始分類世間上的萬物。

大概就是這樣，說完了——

喂！等等，沒有那麼簡單啦！

知道陰陽是一種分類方法之後，我們就先來深入探討陰陽的各種特性吧！以中醫觀點來說，人體是世上萬物之一，自然也能以陰陽的觀點來理解人體的性質與運作，以及生病的原因。

一、陰陽的特性

（一）陰陽的個別性質

一開始我們提到，世間萬物都可以分陰陽，那具體來說應該怎麼理解呢？我們在此直接以大家一定都可以秒懂的事物來說明，那就是「水／火」。

先來看看水的特性有什麼：寒涼、往下流、可觸摸到的有形物質。自然界裡的水常見於湖泊、河川乃至大海，這些地方都有有靜止、容納的性質。只要你觀察到任何事物有著前面提到的、與水相關的特性，都可以歸屬到陰的範疇喔！

那火呢？相對於水而言，火就是炎熱、向上竄、且富有動能的，雖然火看得到也感受得到，但卻摸不到它的能量，是無形的物質。於是，有這些特性的事物就歸類於陽。

看完這些敘述，你對陰陽的性質理解了嗎？在這裡，我們就來一場隨堂考試吧！以下左右選項中，哪個是陰，哪個是陽？

內臟	手掌	季節	性別
六腑爲□	手背爲□	春夏爲□	男爲□
五臟爲□	手掌爲□	秋冬爲□	女爲□

來看看解答吧！

男爲陽／女爲陰
春夏爲陽／秋冬爲陰
手背爲陽／手掌爲陰
六腑爲陽／五臟爲陰

詳解

手背：常曬到太陽、對外，所以屬於陽。

手心：有抓握（包容）性的、不會曬到太陽，因此屬於陰。

五臟：指「肝、心、脾、肺、腎」，這些都是實心有形的器官，所以被歸類成陰。

六腑：指「膽、小腸、胃、大腸、膀胱、三焦」，這些都是空腔（無形）的器官，所以被歸類成陽。

（二）對立卻相互依存

陰陽是相對而不是絕對的概念。

比如以一天的時間來看，白天相對於晚上來說就是陽。但若檢視白天的12小時，又可以分成上午跟下午，上午就可稱爲陽中之陽，下午就稱作陽中之陰；同樣的道理，夜晚也分上半夜跟下半夜，一樣可以被分成陰中之陽，陰中之陰。

再以磁鐵舉例，我們在國中理化時都學過磁鐵有分N極跟S極，把磁鐵敲開分塊時，每小一塊磁鐵又會產生N極跟S極，把磁鐵分成無數塊的話就會有無數個N極和S極。兩者數量相等，成爲無數的對立又彼此呼應的存在。

因此，我們可以用這概念來理解「陰」與「陽」的特性：對立卻相互依存！

（三）相互制約

陰陽不只相互依存，也會相互制約。

《類經附翼．醫易》：「動極者，鎮之以靜；陰亢者，勝之以陽。」

如果這樣講起來太過抽象，其實有不少影視作品也有用到類似的概念喔！

比如《少林足球》這部電影，不知道現在還有多少人看過呢？其中有一幕很經典，是發生在少林隊與魔鬼隊的對抗。當時，主角一行人的少林功夫無法抵抗魔鬼隊打針吃藥的強勁禁藥射門，被修理得很淒慘。直到他們即將敗陣時，趙薇扮演的阿梅出現，用了一個「以柔克剛」的方式破解了過於剛強的禁藥射門，才讓少林隊開始反攻。

沒看過《少林足球》也沒關係，我舉個近期一點的例子：《鬼滅之刃・遊郭篇》。在日本大正時代，遊郭（日本的紅燈區）裡藏了強大的鬼：上弦之陸。我們的主角——身為滅鬼隊要員的炭治郎——正在揮舞著日輪刀，砍向上弦之陸的墮姬，準備將對方斬首。然而就在這時，墮姬將脖子化為柔軟的腰帶，將頭往上延伸，化解炭治郎「火之神神樂」的剛烈攻擊，這可說是鬼以自身的「陰柔」克制炭治郎攻擊的「陽剛」；然而，代表極陰的鬼，最後也會被陽氣旺盛的日光燒死。這部作品便以此不經意地完美展現出陰陽相互制約的特性。

（等等，我這樣爆雷了嗎？）

（四）太極圖：陰陽概念的具象化

有了前面的先備知識後，接著來解密陰陽思想中的代表圖形「太極圖」及它代表的意義。

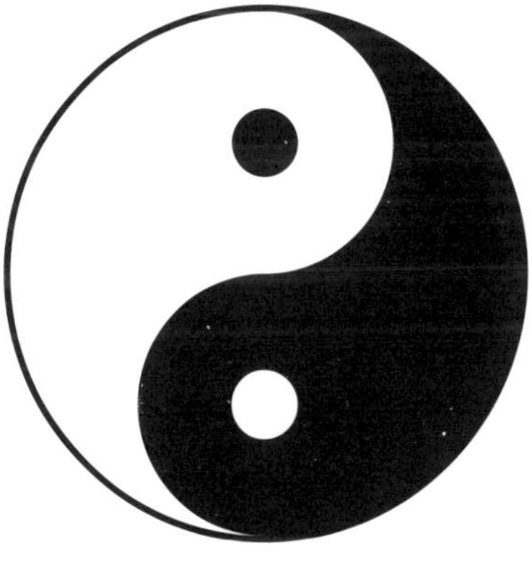

太極圖 /photo：維基

Youtuber 蛇丸寶貝常講「凡事都要求一個圓」，如果你聽不懂這句話是什麼意思，我們可以來從太極圖開始理解這概念。太極圖分成半黑半白，代表半陰半陽，但它並不是直接用一條通過圓心的直徑將圓剖半，而是使用兩個半圓的連續曲線，表達陰陽流動的意象。大家可以看出來，陰多的地方，陽就會少，反之亦然。陰陽兩半裡各有一個黑白點，也是象徵陰中有陽、陽中有陰的意思。互有彼此，互相牽制，互相消長。

二、陰陽跟人體的關係

（一）人體內的陰陽

在這裡，我又要來老生常談地說：**陰陽就是世界的眞理**。這點套用在生物上也通喔！因爲所有的生物都是陰陽結合而生的，人類也不例外。富有動能的精子就是陽，有包容性、靜止的卵子就是陰，陰陽結合，始生生命。

生命的開始是陰陽結合的那一刻，那生命的終止自然就是陰陽分離的那一刻。

《黃帝內經》的《素問．生氣通天論》收錄了這麼一段話：

「陰平陽秘，精神乃治，陰陽離決，精氣乃絕。」

這句話不僅點出陰陽如何對應生死，也說到怎麼樣才能不生病——**陰平陽秘**。也就是說，只要體內陰陽平衡，你自然「精神乃治」。健康的秘訣就是這麼簡單。

——不不不，這雲淡風輕的一句話，實際操作又是一門很深的學問啊！

（二）疾病與陰陽的關係

既然提到陰陽失衡就是疾病產生的原因，現在先簡單介紹兩種常見的病理狀態：「陽多陰少」、「陰多陽少」

陽多陰少（陽盛陰衰）

陽多是什麼？我們在後面會提到「氣」這個中醫的基本概念，認爲在體內有一種推動生命運轉的能量，且萬事萬物皆有。既然萬事分陰陽，那氣自然也分陰陽，「陽氣」便是具有「陽」性質的氣，這樣的推動力量在體內太多時，身體產生的症狀就是偏於火、偏於熱的，內在的表現是皮脂腺分泌旺盛、血管擴張、發炎因子上升，外在就會顯現出這些症狀：長痘痘、紅熱癢、精神亢奮等等。

概括而言，有個你應該很熟悉的詞彙可以秒懂這些現象——**上火**。

陰多陽少（陰盛陽衰）

陰的特性偏於靜且向下，因此凡是觀察到症狀具有虛弱的、退化性、功能低下的特性，就被歸類爲是陰證。在臨床上的表現是怕冷、面色蒼白、言語低微等症狀。

看到了這裡，各位已經掌握了中醫入門的敲門磚，往後的章節裡都會不斷地提到陰陽，大家也可以開始試著用陰陽來理解日常生活跟這世界喔！

Chapter 2

第二章

氣是什麼

第二章 氣是什麼

在進入正題之前，我想問大家有沒有在生活中聽過以下語句呢？

☯別人看不起我們，我們卻表現得超乎預期給對方看，爭一口「氣」、揚眉吐「氣」！

☯感到憤怒時，自己知道正在「生氣」。

☯形容一個人散發出獨特的魅力時，就會說他「氣質」很好、自帶「氣場」。

這些生活常用的詞語都跟氣有關，那麼「氣」是怎麼來的呢？爲什麼我們會用氣來形容人散發出來的氣息或散發出來的魅力呢？

甚至在醫學上，中醫裡有很多有關氣的詞語，例如：「哎喲？你是氣虛喔！」「你氣太旺喔！」這些氣又是什麼意思呢？

現在，就讓我來爲各位說分明！

一、氣的概念

遙想我剛念後中醫系大一的時候，家人首先問我的問題就是：「中醫裡說的氣到底是什麼？」由此可知，這是大家在理解中醫時的其中一個困難點。

在此，我們先講述序章裡提到的「天人合一」的概念，也就是人體的運作與自然萬物有密切相關。現在，讓我們一起閉上眼穿越時空，想像一下，如果我們是古代的醫家，會怎麼解釋人體的生理狀況呢？

那時缺乏現代的儀器設備，幾乎不可能知道人體內部細微的變化，只能由巨觀變化來了解。巨觀要看的不僅包含身體，也包含生活經驗中的環境。首先，你感受到風的流動：夏天會吹起溫暖的南風，冬天則是有冷冽的北風，好像有一股無形的推力推動著空氣的流動。

接著，你觀察到人體的呼吸，受傷時汩汩流出的血液，再到脈搏的跳動，人體內似乎也蘊藏著同樣的推進力量，彷彿也有氣在身體中走竄。尤其當人過世後。脈搏不再跳動、傷口不再有血液流出、呼吸也隨之停止，那推進的力量似乎就消失了。

於是，你發現自然的天「氣」與人體的變化如此相似，而那看不見摸不著的「氣」，便從此與人體生命機能的維持劃上等號！

《難經．八難》曰：「氣者，人之根本也。」透過這樣觀察，古代的醫家把氣定義爲「維持人生命活動的最基本物質」。

然而，氣可不只有一種！緊接著就來跟大家介紹，每天流竄在我們體內的四種不可或缺的氣！

二、人體內的四種氣

（一）元氣（原氣）

在日文中，向對方問好時，會說：「お元気ですか？」這句話就包含人體生命最重要的元素。爲什麼會這樣說呢？因爲元氣就是人體最基本的生命原動力。

元氣是細胞分裂、人體生長的推動力，因此從精子跟卵子結合成受精卵之時便擁有，被稱爲生命萌發的原／元氣，也就是最初之氣。由於這個能力是由先天決定，就像是由基因決定一般，因此又稱做「先天之氣」，與人體的生長、升發有關。

有了先天之氣，那應該也有後天之氣囉？沒錯，接下來要介紹的三種氣就是屬於後天之氣！

後天之氣的來源跟「吃」大有關連，如果後天營養充足、脾胃運化也很好的話，就算先天之氣有缺陷，也能靠良好的生長來補足後天之氣。以下三種氣的來源都跟吃得好、消化吸收良好脫不了干係！

（二）宗氣

宗氣跟我們在說人「中氣十足」的「中氣」概念相似，但還是有差別喔！

宗氣來自於消化後的營養與呼吸的氣所結合，詳細來說，脾胃運化之後，人體會產生許多水穀精微（也就是營養物質）往上輸佈到肺，呼吸大自然的新鮮空氣後，兩者會結合成宗氣，因此需要肺跟脾胃之間的通力合作！

宗氣存在於胸中，會影響到一個人說話聲音的大小，也跟心臟的搏動功能（也就是脈搏的跳動）很有關係！

（三）營氣

營氣的營，就是營養的營！

那什麼地方營養最多呢？就是在我們的血液之中囉！營氣與血脈共同運行，推動血液流動到全身，在各臟腑組織間進行營養交換、血液新生，是與營養相關的體內推動力量。

（四）衛氣

衛氣的衛，就是保衛的衛！應該不難想像衛氣跟保衛身體有關係了吧！

衛氣主要運行在我們的體表，走在皮膚與毛孔之間，是在血管之外的「脈外之氣」。在許多中醫經典中，衛氣時常被形容成一個剽悍的男子漢，運行在人體外，就像城堡外勇敢果決的衛兵們保護著家園一樣。

它主要護衛我們的肌表，防止外邪入侵。這功能跟現代醫學中的免疫系統類似，爲人體的第一道防線。

但它並不只有這個功用喔！衛氣充滿能量地走在體表的同時，它還可以一併溫養我們的臟腑、肌肉、皮毛等等，並且也可以調節我們的體溫呢！

當然，現代醫學已經知道，體溫調節是下視丘的功能，但如果衛氣是免疫系統，又爲什麼同時可以擁有下視丘的功能呢？

暫停！如果硬要把中醫的名詞或是理論，用現代醫學的名詞一一對應套用，這樣會很難全面理解中醫，甚至會把自己搞亂的！

古人當然不知道有下視丘，更不知道免疫系統，但他們認知到有充滿能量的衛氣運行在血脈之外，所以可以維持身體溫度，因此歸納出衛氣可以調控體溫的結論。

這四種氣存在於我們每個人的身體之中，即便我們看不到，但以中醫的觀點，它不僅存在，還維持人體機能的運作，從體內到體表，從血脈到脈外，只要能維持氣的平衡，我們便能成長茁壯，維持健康！

至於如何維持氣的平衡，就是我們接下來要講的課題囉！

Chapter 3

第三章

六淫

第三章 六淫

講完了「陰陽」與「氣」之後，相信你已經比較了解中醫的人體觀了，那麼我們就可以慢慢進入「人爲什麼會生病？」這個大哉問了！

雖然我們在〈陰陽是什麼〉一節有說到，如果人體內陰陽失衡，人就會生病，但是爲什麼人體會失衡呢？

你有過這種感覺嗎？一天不知道爲什麼莫名不對勁，感覺渾身不順暢，卻又找不到原因。這時候，你會開始怪罪天氣嗎？

「今天下雨，整個人都怪怪的！」

「天啊！今天也太熱了，要人怎麼活啊！」

當然，你這樣講的時候，身邊的人有很高機率會覺得你在牽拖，笑你是「理由伯」、「理由嬸」。那麼，是時候好好讀這一章了！因爲**天氣眞的比一般人所想的更影響我們的身心喔！**

本篇要說的「六淫」就是會造成人體不舒服、生病的六種天氣變化——因爲這樣的變化會致病，所以古人將它們定義爲六種邪氣。古人是這麼說的：

《素問．至眞要大論》：「夫百病之生也，皆生於風寒暑濕燥火，以之化之變也。」

當人的病因是外在感受或感染「風、寒、暑、濕、燥、火」這六種邪氣時，這樣的疾病被稱作「外感病」。接下來的篇幅也會以這順序來好討論每個邪氣喔！

一、風邪

大多數人第一次聽到「風邪」這名詞，應該是從許多人從小耳熟能詳的「克風邪」廣告吧！不過，如果說邪氣有六種，那你會好奇爲什麼風邪特別需要「克」呢？

那是因爲風邪是**六淫之首**，被尊稱爲「百病之長」，用白話一點的方式來解釋：**風是一切疾病的根源**。

我們知道，風是由空氣的流動所造成，但爲什麼明明是這麼尋常的天氣現象，卻會被冠上這麼邪惡的罵名？以下就來說分明。

（一）人體的恆溫機制

這就要先從人體的恆溫機制開始說起。

最近幾年，全世界歷經肺炎疫情肆虐，大家應該已經滿了解體溫的標準了。正常的體溫會介在36到37．4℃之間，一旦超過37．5℃，就代表人體處於不正常的發炎狀態，也就是俗稱的「發燒」。

要維持恆溫並不容易，人體每天消耗大部分攝取進去的熱量在維持體溫恆定。之所以要如此，是因爲體內許多有生理作用與酵素都需要在特定的溫度下才能進行。

（二）潛伏的病菌

除此之外，你還要知道細菌與病毒等病原可說是無所不在——包括我們體內。

我們所處的環境中都有不少看不見的病菌，這已是現代人基本的公衛常識，但是我們的體內同樣也有許多病菌躲藏，只是平常有免疫系統的守護避免牠們作亂。不過，一旦身體比較虛弱，牠們就會一舉攻破免疫防線，讓我們生病。

但有時我們並不知道、甚至忽視身體已經變虛弱了。一旦在狀態不好的時候吹到風，身體表面的熱量就會被帶走，身體又得花額外的能量去維持身體恆溫，免疫系統運作的能量就會減少，此時病菌便有機可趁，進而產生發燒、流鼻水、頭痛等等讓身體不適的免疫反應。

（三）古人的觀察

古人觀察到，人在吹風之後容易產生出許多不舒服的症狀，甚至本來就比較虛弱的老人、小孩吹風後還可能引發更多嚴重的疾病，因此才有「風爲百病之長」之說，也把風定義爲一種邪氣，歸納在六淫當中。

罹患風邪的另一個說法是「中風」，意思是「中了風邪」，也可以把這詞彙理解成感冒的一種說法，而不是我們平常知道的、讓人口歪眼斜的「腦中風」。

日常預防

要預防風邪就要做好保暖。除了日常不要讓自己受寒，頭部更是需要保暖的重點部位。

頭後部有兩個穴道「風池」、「風府」，會取這兩個名字也是因爲它們正是風邪進入人體的孔洞，可視作人體的窗戶。在臨床上，我也常提醒病人，騎機車時，機車外套可以選擇連帽的款式，不然風邪就可能由這兩個穴道入到人體而生病喔！

拆解完六淫之首——風邪後，接下來的「寒、暑、濕、燥、火」這五種邪氣，我將給予每種邪氣一些#**關鍵字**，帶領大家輕鬆了解其他邪氣的本質。

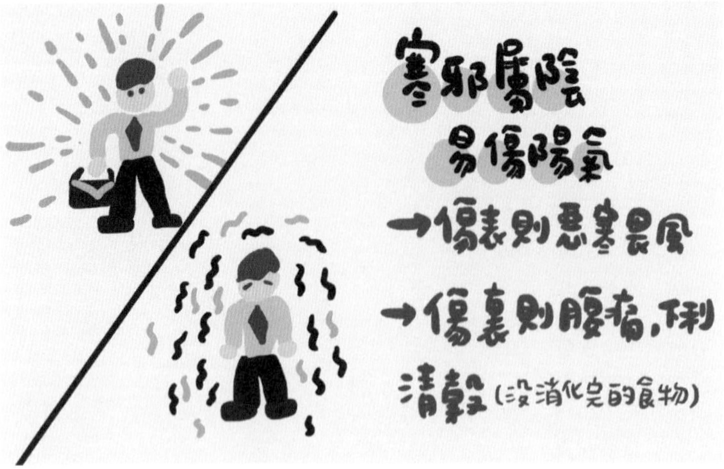
寒邪屬陰
易傷陽氣
→傷表則惡寒畏風
→傷裏則腹痛，下利
清穀（沒消化完的食物）

寒邪屬陰，易傷陽氣

二、寒邪

關鍵字：#冬令主氣

光是聽名字，應該就不難想像「寒邪」的好發季節就是冬天吧！隨著地球公轉的影響，冬天時日照下降，空氣變冷，隨著冷空氣南下，寒流、冷氣團警報發布，大家就知道冬天的腳步近了！

關鍵字：#寒爲陰邪，易傷陽氣

「世間萬物皆能分陰陽！」是的，這句話又出現了！寒氣也是世間萬物，就算以無形方式傷人，同樣也能分別陰陽。寒邪屬於冬天，那它的屬性應該也是昭然若揭了——**陰邪**。

如果寒邪傷到我們的皮膚肌表，會產生惡寒、頭痛、流鼻水等等「表證」，也就是感冒等上呼吸道症狀；如果傷到身體內裡，則會出現腹瀉、消化不良、吃了就拉肚子等症狀，而且腹瀉還可能夾雜消化不完全的食物。

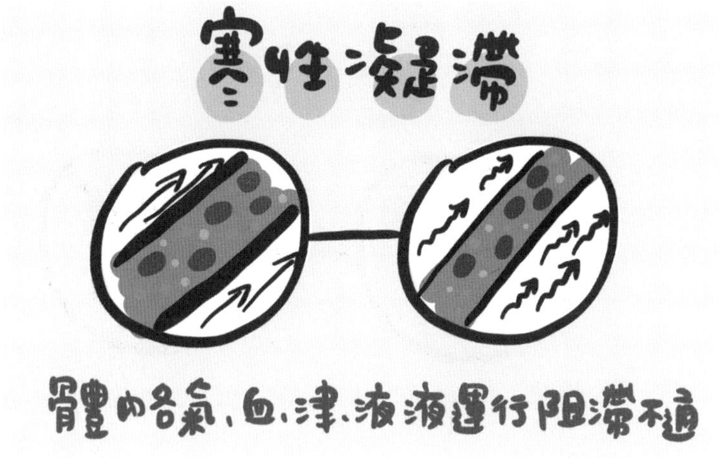

❖ 寒性凝滯

關鍵字：#寒性凝滯

寒邪的性質是凝滯的，要理解這點可以先想像高山中的河水上游，來到嚴寒的冬天時，受到寒邪影響，原本流動的河水會慢慢結冰，流動性下降。換句話說，寒邪有改變物體流動屬性的能力（液體↓固體）。

將這個概念應用到人體後，我們便能理解，一旦染上寒邪，體內各種氣、血、津、液運行就會阻滯不通。

這裡我想特別提一點，這種凝滯的狀態可能是由外在天氣引起，但也可能是因個人的生活習慣所導致，所以當中醫說你身體偏寒，不要總是怪罪給天氣喔！

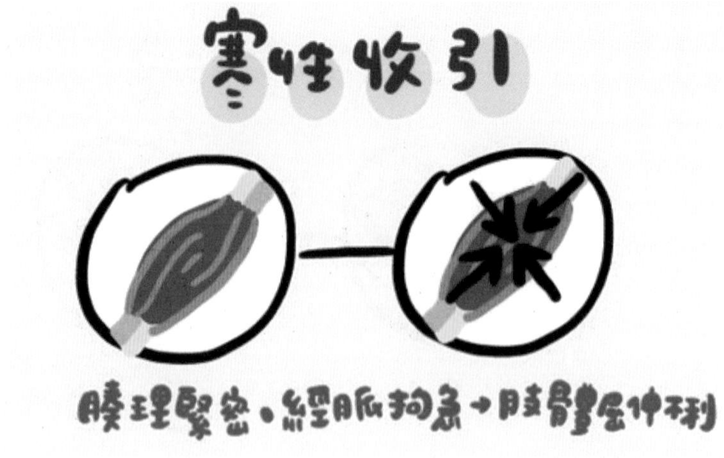

❖ 寒性收引

關鍵字：#寒性收引

寒邪主導收引，這描述也相當形象化。許多物體都有「熱漲冷縮」的性質，寒冷會收縮；而應用到人身上時，就像一陣寒風吹來，大家都會不自覺地包緊自己的形象。

天氣轉冷也會使毛細孔收縮，用中醫語言來說，就是「腠理緊密」。腠，音同「湊」，意思是「肌膚的紋理」，「腠理緊密」的意思就是肌膚紋理變得緊密的樣子。

在這狀態下，人體的熱能被鞏固在腹腔中，而沒辦法好好透達到四肢，也就是中醫所說的「經脈拘急」，最後會導致「肢體屈伸不利」的結果。

三、暑邪

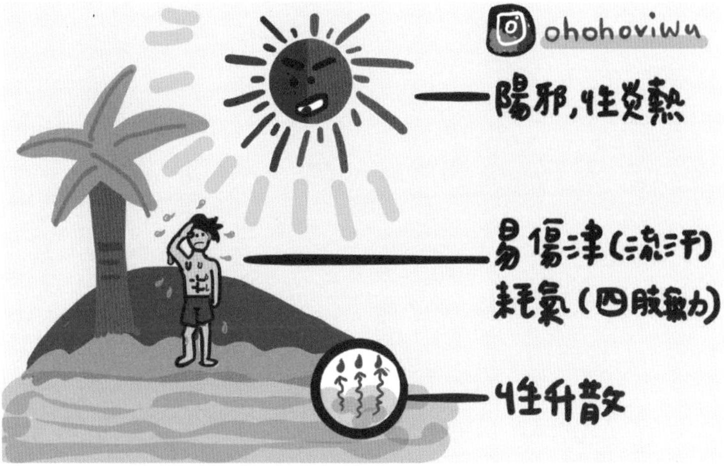

暑邪性質

關鍵字：#夏令主氣

如果你在「教育部重編國語辭典修訂本」查詢「暑」的意思，可以看到「暑」作爲名詞時，意思之一是「炎熱的夏天」，顧名思義，暑邪是獨發於夏天的邪氣。

關鍵字：#陽邪，性炎熱

大家對夏天的印象是什麼？

陽光、熱、流汗、戶外運動……，感覺這些充滿動能的意象應該會不斷出現在各位讀者的腦中。暑邪也有類似充滿動能、炎熱的特質，因此可以輕鬆將它分類到陽邪的範圍裡。受到陽邪影響而出現的各種症狀就有：高熱、煩渴、面紅、目赤等。

關鍵字：#性升散，易傷津耗氣

關於這個關鍵字，我們也可以再用「熱漲冷縮」解釋一次。夏天氣溫高，也會影響著人體的溫度，爲了維持人體的恆溫，毛細孔會打開，將過多的熱能透過水分帶走，《靈樞・歲露》曰：「暑則皮膚緩而腠理開。」

植物在在氣溫炎熱時也會將葉片上的氣孔打開來散熱；微觀來看，氣體分子受暑氣影響變熱時也會向上躍動，整個世界形成一片「蒸蒸日上」的景象。人體適度散發水分帶走熱能維持體溫平衡是好事，但是如果身體的散熱機能出現問題，毛細孔沒有適時地調節關閉，就會導致身體喪失過多的水分與電解質，使身體散失津液（體液、水分），整個人很疲累的感覺（耗氣），進而產生「中暑」喔！

關鍵字：＃多夾濕

看完上述幾個關鍵字，大家可能會覺得暑邪應該很乾燥，那怎麼在這裡突然出現一個「夾帶濕氣」的關鍵字呢？這要由兩個方面來剖析。

首先，體內水分與電解質流失，會使體液濃縮，如果剛好人體又氣虛，就會導致體內循環不暢，許多代謝廢物就無法被好好地排泄出去，進而產生濕氣。

第二，夏天的現象不只是一派的「熱象」。夏初的梅雨，盛夏的西北雨乃至於颱風，相信是生活在台灣的你我都相當熟悉的現象。又濕又熱的空氣會使汗無法蒸發，阻礙體內水分的散失，也會讓我們接下來要講的「濕邪」有機可趁。

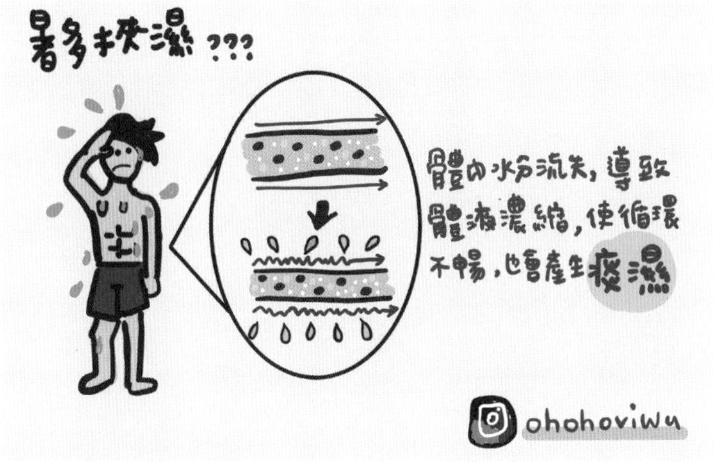
暑多挾濕???
體內水分流失，導致
體液濃縮，使循環
不暢，也會產生痰濕
ohohoviwu

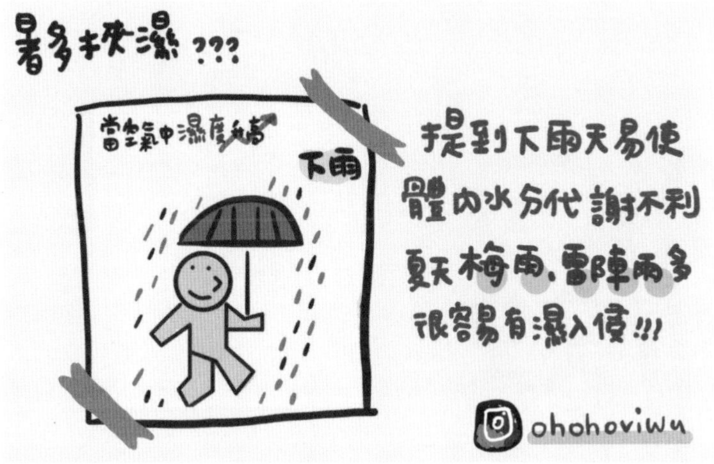
暑多挾濕???
當空氣中濕度高
下雨
提到下雨天易使
體內水分代謝不利
夏天梅雨、雷陣雨多
很容易有濕入侵!!!
ohohoviwu

❖ 暑多夾濕的原因

四、濕邪

關鍵字：#屬於陰邪，性趨下

若把濕邪形象化，最好的描述就是「剛沾滿水、濕漉漉的毛巾」。濕漉漉的毛巾掛在衣架上時，一定會不斷往下滴水，這就像是濕邪往下走的性質。由於性質近似於水，濕邪因此被視爲屬於「陰」的邪氣。如果它侵犯人體，主要也是影響身體下半部，病症會有「向下」的特質，例如：小便淋濁、女性白帶問題、泄瀉、下肢水腫、下肢潰瘍等等症狀表現。

關鍵字：#重濁、黏滯

濕邪雖然性質近似於水，但並不等於水。要釐清濕邪的特性，可以先從「濕」這個字看起，其象形文字如下：

我們可以看到，「濕」的左邊是水，右邊上半部是「日」，下半部則是兩條掛在某條橫杆上的長條物品。「濕」一字本意便是出自絲品經過浸染後掛在架上曬晾

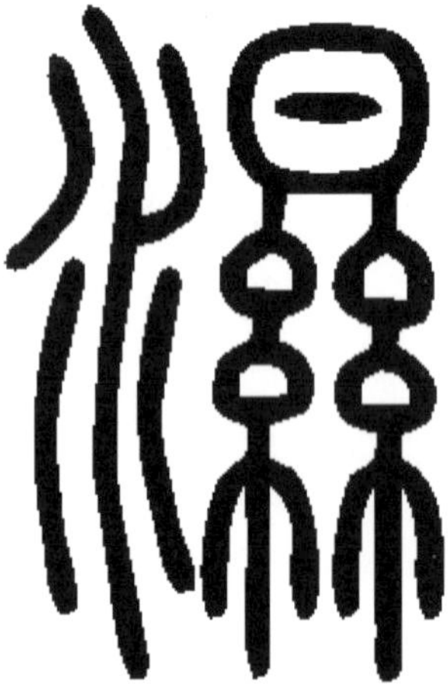

「濕」的小篆寫法，出自教育部。

的模樣，呈現出來的特質是「水分附著在物品上」的意象。

延伸到人體，我們體內的水分也是跟各種蛋白質、電解質等各式物質結合，在體內進行各種作用與循環，而之後代謝出的廢物、排泄物也都含有水分。這些都是濕氣的來源，因此濕邪具備混濁、沉重、穢濁、黏滯的這些特性。

在臨床上，中醫師會詢問病患排便沖掉之後會不會卡馬桶、小便會不會有澀滯不暢的感覺，跟觀察舌苔是否黏膩等方式，來判斷身體是否有濕氣。

❖ 濕邪如何產生，你會怎樣，以及如何處理

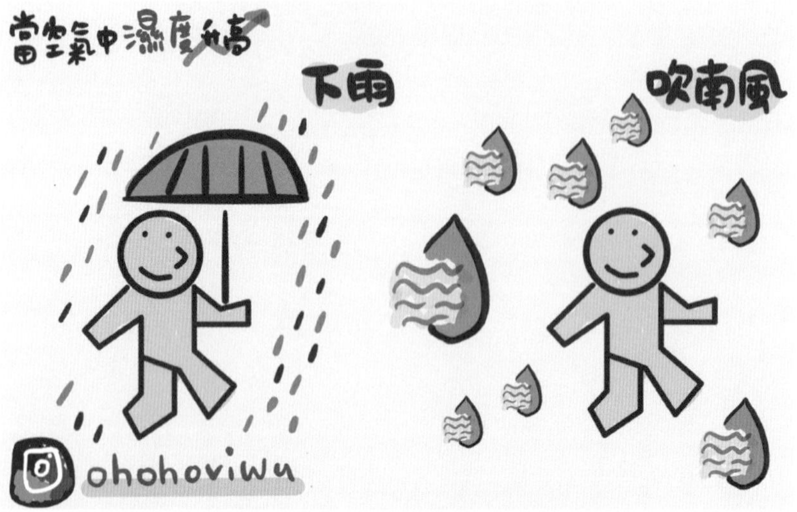
當空氣中濕度升高
下雨
吹南風
ohohoviwu

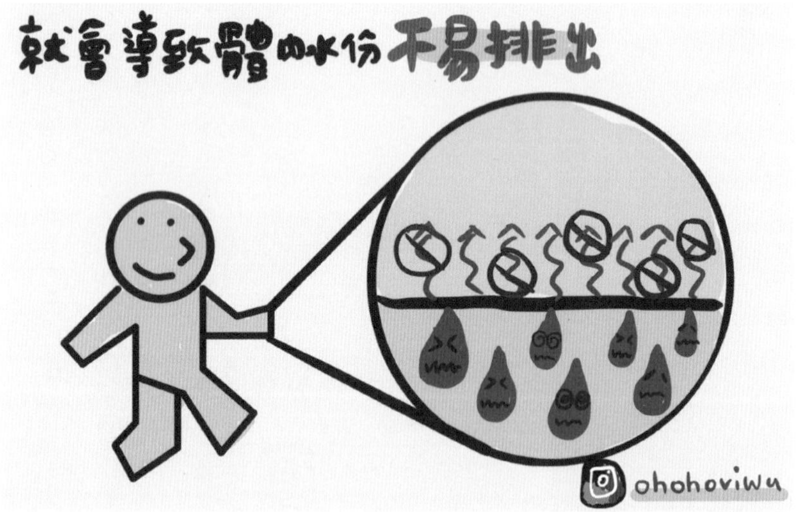
就會導致體內水份不易排出
ohohoviwu

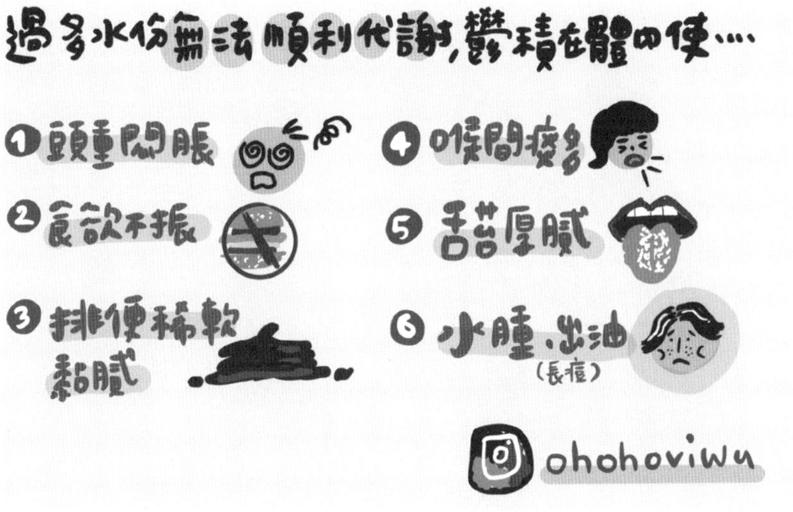
過多水份無法順利代謝，鬱積在體內使……
① 頭重悶脹
② 食欲不振
③ 排便稀軟黏膩
④ 喉間痰多
⑤ 舌苔厚膩
⑥ 水腫、出油
(長痘)
ohohoviwu

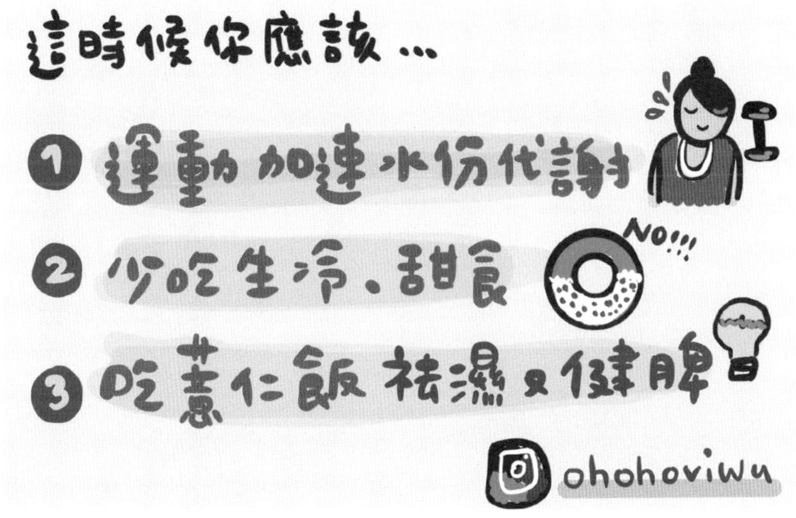
這時候你應該…
① 運動加速水份代謝
② 少吃生冷、甜食
NO!!!
③ 吃薏仁飯祛濕又健脾
ohohoviwu

五、燥邪

關鍵字：#秋令主氣

夏秋換季時總覺得皮膚乾澀？這不只是許多注重外表的男女的困擾，事實上，從炎熱的夏天轉換到寒冷的冬天之間，青黃不接的秋天就是燥邪最容易肆虐的時刻。時令進入到秋天，偶爾會吹起涼爽的秋風，偶爾又會有秋老虎反撲，如果在此時受到燥邪侵犯身體，也會根據症狀的偏性分成「涼燥」跟「溫燥」兩種。

關鍵字：#乾

燥邪的性質很簡單就是一個字：「乾」，跟濕邪相反，空氣中的濕度下降，就會讓體內的水分容易散失到空氣中，進而出現各種乾燥的症狀，像是：口乾唇燥、鼻咽乾燥、皮膚乾燥龜裂、小便短少、大便乾裂等症。

容易導致燥邪入侵人體的原因，不僅有時令轉換到秋季，還有地理上的轉換。當我就讀後中醫系時，曾經到中國西北方的甘肅蘭州參加研習營。身爲一輩子活在濕熱亞熱帶氣候的臺灣人，我第一次體會到大陸乾燥氣候的厲害，因乾燥而流了整整一周鼻血，才漸漸適應。

六、火邪

關於六淫的最後一位——火邪，可能是最抽象也最難形象化說明的一個。這時，我們不妨先回到古代的情境，體會古人為什麼會提出火邪的概念吧。

關鍵字：＃實熱＃傷津耗氣

在古裝劇或是以中國古代為背景的影視中，你應該多少會看過一位龍套腳色走在街上，打板叫喊著：「天乾物燥，小心火燭！」古代沒有電力，在日常煮食或照明中都會使用明火，所以一不小心就有可能被燒燙傷；此外古代的房屋跟用具大部分都是木頭製，所以不注意用火的話，甚至可能導致火災。火邪也是因此被歸類在外在致病的六淫當中囉！

關鍵字：＃上部＃易生風、動血＃易擾心神＃易致腫瘍

外部的火對人體造成的影響是顯而易見的，但還有一種無名火也會悄悄影響人體。火會往上竄，而人體上半部有許多症狀往往伴隨著發生，比如：發熱、頭昏、頭痛、面紅、咽喉紅腫、口舌糜爛；還有意識、情緒上的症狀，如：四肢抽搐（生風）、吐血、咳血（動血）、皮膚發班、神昏、譫語（易擾心神）等等，這些症狀都被包含在火邪的範圍喔！

你讀到這裡可能會發現，這些症狀看起來不就像是被細菌、病毒感染而產生的發炎症狀嗎！？這就是火邪的另一個來源：空氣中的病原菌，一旦出現以上關鍵字的症狀，古人就會認爲是火邪入侵人體所造成的！

透過上述關鍵字，你有沒有更加了解中醫如何看待人體生病的原因了呢？下次如果天氣變化導致你身心狀態差，別人卻覺得你在找藉口時，你就可以用這篇的內容反駁他囉！此外，如果出現這篇裡所說的各種症狀，也歡迎求診中醫喔。

表格：邪氣性質整理

邪氣	陰陽	天氣	主要部位	性質
風邪	陽	全年皆可能，春天尤甚	頭、全身	病在身體上半部，病位遊走不定、變化多端
寒邪	陰	冬季	全身	性凝滯，主收引，易傷陽氣
暑邪	陽	夏季	全身	性炎熱，性升散，易傷津耗氣，多夾濕
濕邪	陰	全年	性趨下	重濁、凝滯
燥邪	陽	秋季	全身	性乾
火邪	陽	全年皆有可能	上部	實熱，傷津耗氣，上部，易生風、動血，易擾心神，亦致腫瘍

Chapter 4

第四章

血、津、液？中醫的體液觀

第四章 血、津、液？中醫的體液觀

古希臘醫學會經認爲人體有四種體液，對應風、火、水、土四種元素。不過，中醫的體液觀與希臘相差許多，大體上，中醫將體液分成「**血**」、「**津**」、「**液**」三種。

我們在前面介紹完「氣」之後，現在要先來跟大家介紹「氣」密不可分的好兄弟——「**血**」。

一、血

相對於概念較抽象、無形的「氣」，血就顯得容易理解許多。各位讀者應該可以立刻知道，這是紅色的液體，在我們血管中奔騰流動、不斷循環，且與我們的生命息息相關的物質了吧！

講到中醫的血，大家應該對「氣血不順」、「氣血失調」等中醫術語耳熟能詳吧，甚至你還可能在看中醫時聽到中醫師親口說出。

那麼「氣」和「血」爲什麼會一直被綁在一起呢？在這裡就要先講中醫「血」的觀念了。

血從哪裡來？

進到主題之前，想請各位讀者先想像一個畫面：有一間工廠，都是根據一道祖傳祕方製作出半成品，半成品會再被送到第二間加工廠，經過適當的加工，才能夠完成整個製作流程，成品才能出爐。

有了這個想像畫面之後，就可以把接下來的文字慢慢套入這個情境。

（一）生得好

在剛剛的比喻中，祖傳秘方就是我們的基因，有人天生基因好，製造出來的血液品質就很棒，如果基因有缺損，則可能產生如地中海型貧血、白血病等遺傳性血液疾病。

回到中醫的觀點來敘述血液製造的部分，中醫的觀點總結起來可說是以下十二字：「腎藏精，腎主骨，骨生髓，髓生血。」

在五臟中，腎與先天最有關係。這段文字我們可以拆成兩部分理解。

腎藏精：藏（ㄘㄤˊ）精：腎有貯存、封藏精氣的作用。「精氣」是構成人體和維持人體生命活動的基本物質，人體各個組織、器官自然也是由精氣生長化育而來，類似基因指引人體的生成。

腎主骨，骨生髓，髓生血：組成人體架構的骨架由腎而來，而骨中的骨髓也是人體造血最主要的來源。

一開始學到這裡時，我實在大吃一驚，古人的想法竟與現代醫學不謀而合！當然，中醫裡的五臟並不單單指肉眼可見的解剖學器官，還包含其他很多部分，不過現代生理學也發現，腎臟與維生素D的活化有關，而活化後的維生素D正是骨骼合成的重要原料！

除此之外，腎臟也會製造名爲「紅血球生成素」的激素，一看這名字，就知道這激素自然與骨髓造血有很大的關係，正好可以解釋「腎主骨，骨生髓，髓生血」！

腎正是仰賴「精」這個祖傳配方，成爲造出「血」半成品的工廠。

（二）吃得好

腎製造出的半成品固然很重要，但要形成最終產物——「血」，還得經過加工廠的加工處理，而加工廠正是我們國中都學過的「體循環」、「肺循環」。新生的血液寶寶被製造出來後，便會加入這個循環的社會，才能逐漸成熟，成爲一個大人。

在這裡，讓我再引經據典來說明。《靈樞．決氣》：「中焦受氣取汁，變化而赤，是謂血。」

《靈樞．決氣》出自中醫經典《黃帝內經》，這段話言簡意賅地闡述了整個體循環、肺循環的過程，我每次讀這段話都會忍不住讚嘆古人的用字精煉。不過，對一般大眾而言，這段文字可能不容易理解，且聽我來說分明。

古人認爲我們吃下的食物，經過脾胃（也就是中焦）的消化吸收，取用當中的營養物質（中醫裡有個帥氣的名字，也就是前面提過的「水穀精微」），運送到心肺，經過肺臟的氣化、心火的加持，這些帶著能量與營養的物質，會變化成紅色的液態物質，進入血脈之中成爲血液。

若你對比現代生理學，會發現中醫理論有許多不謀而合的地方！消化系統吸收了來自食物的養分後，血液會匯集到肝門靜脈，再從肝門靜脈輸送到心臟，經由心臟的跳動，這些帶著營養的血液會透過肺循環進入肺部，進行氣體交換，由缺氧的暗紅變成充氧的鮮紅後，再回到心臟，推動到身體的各個角落，才能讓我們全身都有營養與氧氣。

難怪江湖謠傳中醫理論與外星人有關！眞是佩服古人在沒有現代醫學儀器的情況下，把人體研究得這麼透徹！

在中醫裡，氣跟血的關係常用「氣爲血之帥」、「血爲氣之母」來表達。你可以想像是風跟海浪的關係，氣就是風，血就是海浪。海浪之所以可以往前推進，正是由於風給它的一股力量；且正因爲浪花有可見的形體，才能讓風有物體可推、也讓風能被察覺，兩者就像是陰陽，互相依存。

二、津、液

相較於血，津液就沒那麼複雜了，它的定義就是「人體內一切正常水液的總稱」，包含細胞間液、激素、胃液、關節液、汗液、尿液等等範疇。根據不同的性狀、分布位置以及功能，「津液」還能再分成「津」、「液」兩類。

凡是型態比較清稀、流動性大、易耗散也易補充，且有滋潤皮膚、肌肉、孔竅作用的，就會歸納到「津」的領域；相反的，型態濃稠、流動性小、不易耗散也不易補充，主要是濡養關節、臟腑、腦髓的就被稱作是「液」。

這樣講可能還不太明白，我直接舉常見的體液來說明吧！

（一）津

如：腸液、胃液、汗水、唾液、血液（包含血漿）。

這些體液的特色都是流動性大的清澈型態，並且容易補充。比如汗流得多、話講太多，導致低血壓或是口渴、皮膚乾燥，可以輕易地用多喝水來補充。

（二）液

如：腦髓液、脊髓液、骨髓液、關節液。

光是看這些體液的名字，我們就能知道這些型態的體液位於較深層在臟腑之內，平常單純多喝水很難補充「液」。在中醫臨床上，如果觀察到髮質乾燥、舌頭紅光無苔、體瘦乾枯，都可能是「液」缺少的關係。

血、津、液的來源很大部分是來自平時營養、水分的補充，不過現代人因為平時的作息、壓力等各種原因，即使營養過剩，卻常常有循環不正常或欠缺的問題，這時候就非常需要中藥的介入幫忙囉！

津
性狀
質地清稀，流動性大
分佈
皮膚、肌肉、毛細孔
功能、特性
滋潤，易耗散、易補充
津
血液
胃液
唾液
眼液
液
性狀
質地稠厚，流動性小
分佈
注於臟腑、關節、諸髓
功能、特性
濡養，不易耗損，不易補充
液
關節液
骨髓
腦脊髓液

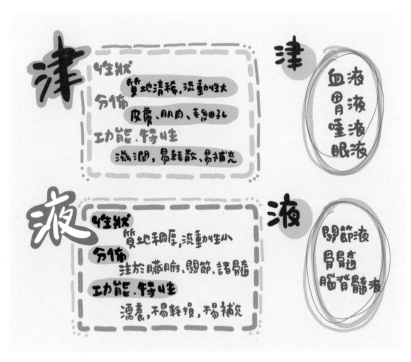

❖ 津、液的特性與種類

Chapter 5

第五章

五行&五臟

第五章 五行&五臟

一、「五」是中醫的生命靈數？中醫很多「五」的原因

不知道大家有沒有聽過最近很夯的生命靈數？它是一個每個人出生時所帶著的一個特殊數字，由每個人的西元出生年月日計算而成的。我想由此延伸到本篇的主題——「五行」。

「五」可以視作是中醫的生命靈數。在一到九當中，「五」是正中的數字，整個中華文化都對「中」這個概念著迷不已：我曾在序章裡提到，我認爲中醫是「致中和的醫學」，而中國自古也以「世界的中正之國」自居，各個朝代也以「逐鹿中原」爲最崇高的目標，由上述這些例子，都可以看出中華文化從方位到做事的哲學，充滿對「中庸之道」的重視。

二、五行

因此，古人從「五」出發，運用取象、類比和推演的方式，建立了一套分類方法，應用在這世界的各種現象、人體的組織器官與生理表現——也就是**五行**。

讀者們熟悉的五行順序，應該是「金、木、水、火、土」，不過正確的五行順序需要跟各種歸類一起搭配來看，所以是從木開始，順序爲：「**木、火、土、金、水**」這五大系統喔！如果以後聽到有人背五行是以「木、火、土、金、水」的順序來記誦的話，就可以知道他是內行人！

關於這五大系統與自然、人體的關係，我們可以直接看下列的表格：

表格、五行與自然界、人體的對應關係

五行	特性	自然界					人體				
		五季	五方	五色	五味	五音	五臟	五腑	五體	五官	五志
木	生發舒展	春	東	青	酸	角	肝	膽	筋	目	怒
火	溫熱向上	夏	南	赤	苦	徵	心	小腸	脈	舌	喜
土	變化長養	長夏	中	黃	甘	宮	脾	胃	肉	口	思
金	肅殺收斂	秋	西	白	辛	商	肺	大腸	皮	鼻	悲
水	寒涼下行	冬	北	黑	鹹	羽	腎	膀胱	骨	耳	恐

各位讀者們可以看到，從自然界到人體，大抵都可以剛好安放在五行當中。接下來，讓我來爲各位仔細地說明每種「行」所代表的意義！

（一）木

作爲五行首先出現的項目，木性（木的性質）所代表的意義就是生長、舒展，就像樹木的特性就是生發（生長發展），然後往上生長，不斷開枝散葉。木代表的季節就是萬物甦醒、生氣蓬勃的春天！再來，在方位上，由於照拂萬物、使萬物生發的太陽都從東方升起，因此傳統上會將東方歸類於木。

（二）火

無論是在「陰陽」還是「六淫」等篇章，火這個元素都不斷出現，因此它炎熱、向上、充滿動能的特性應該就不用再特別贅述了吧！而對應的季節正是溫暖、高溫的夏天，方位也是以帶有這類性質的南方爲代表。

（三）土

泥土是孕育萬物的母親，因此土具有能提供各種變化與培育的性質。對應的季節則是「長夏」。

不曉得看到這裡的讀者，會不會對長夏這季節感到困惑，覺得古人是不是爲了符合五行才創一個季節來湊數？其實長夏自古以來也引起許多醫家、學者討論，目前較爲被大家接受的說法是每個季節能被三等分成「孟、仲、季」（比如你可能聽過「仲夏」），因此每個等分正是一個月。夏天也能分成孟夏、仲夏、季夏，接著我們取季夏（也就是夏末的那個月）當作「長夏」季節。

而就方位來說，中華文化對「中正之位」的崇拜也在這裡體現，除了一般認知的東、南、西、北四方，還有「中央」這方位被納入在五行裡，這正是「土」所對應的方位！

（四）金

在五行中的「金」不單是指「黃金」，而是所有的「金屬」。最初接觸五行時，金的特性是我最難想像與理解的。在此，讓我們再度閉上眼睛，回想國中學化學元素表時提到的金屬特性：有特殊的光澤、有延展性、可以將金屬從礦石中純化出來、能柔能剛、觸摸冰涼等等。古人將這些特性歸納成「肅殺、潛降、收斂、變革」這幾個性質。

在季節方面，秋臨大地時不也給人一樣的感覺嗎？秋季把一切夏季的躁動都安撫、沉降下來，此時，原本蓊鬱的樹木開始落葉，春天播種的作物開始收成，自然界的景色在夏轉秋時有很大的變化。在方位上，由於太陽從西方落下，亦帶有收束的意思，因此西方屬金。

(五) 水

在「陰陽」中，我們介紹過很多水的性質，有滋潤、向下流、閉藏、冰涼等。水所對應的季節是冬天，秋收冬藏，冬天因為天氣嚴寒，萬物都會躲在家裡、洞穴裡，享受秋天的收成，整體的動能降低，也具備滋養、修護的意涵。以寒冷為標誌的北方就被歸類為水性。

三、五臟

看完了五行的介紹之後，相信大家應該已經可以粗淺想像五臟的特質吧。不過，在介紹五臟之前，我想先跟大家談談什麼是「**藏象**」。

(一) 藏象是什麼？

自十七世紀英國科學家虎克發表顯微鏡發明開始，人們得以觀察肉眼看不見的微觀事物，對世界的理解開始才開始慢慢進入微觀領域。不過，中醫理論形成時，當然是沒有這些儀器設備的。古人在那樣的時空背景中觀察人體的各種生理、病理現象，基於當時的解剖常識，再加上「有諸內，必形諸外」的觀察研究方法，歸納成一組將生理、病理現象與各臟腑連結的藏象學說，理解並解釋外在與內在的關連。

先來拆解「藏象」這個詞語，「藏」指的是藏在體內的內臟；而「象」則是指表現在外的生理、病理現象。讀者們可以理解成古人們觀察到了外在呈現的各種現象，再連結內在的臟腑，形成藏象學說。這也是爲什麼坊間常有人說：「中醫的五臟跟西醫的五臟不同。」

接著，我們再次以關鍵字的方式，帶領各位讀者快速了解「**心**、**肺**、**脾**、**肝**、**腎**」所代表的藏象意涵。

（一）心

#主血脈

這組關鍵字揭示心臟的生理功能，也就是統管全身的血液，使其在血脈中運行，並仰賴心臟的搏動而輸佈到全身，進行各種生理作用。之前第二節「氣」有提到，氣的概念可以用「能量」來理解，所以讓心臟能維持正常搏動的關鍵就是「**心氣**」囉！若心氣充沛，外在就會表現出面色紅潤光澤、脈象和緩的樣子，相反的話就會影響到面色及脈象。

#主神志

《素問．靈蘭秘典論》：「**心者，君主之官也，神明出焉。**」

首先，這段話的「**神明**」指的並不是信仰祭拜的高層次靈魂體，而是**一個人呈現清醒的樣貌**，所以人的形象、面色、眼神、言語、應答、肢體活動型態等都包含在這個「神」的範圍裡。接著，「神」亦可以指一個人的精神、意識狀態，這也可由口語常說的「失神」、「神氣」、「精神」來理解。這些思維活動是大腦的生理功能，古人認爲「心」從事這職位，是人體的最高指揮官，因此會說心臟是一身之君主。

#志在喜

大家可以往前複習五行對應的表格，心所對應的情緒就是「**喜**」。喜悅這個正面的情緒有助於心臟的生理功能，現代研究也顯示快樂的情緒有助於降低得到心臟病的機率，但是過猶不及，太極端的狂喜也是會耗損心神的喔！

#液爲汗

運動時心跳加速，身體的血液循環會快速流轉，身體爲了平衡體溫、散發熱量，會透過毛細孔出汗來降溫。所以汗液自然而然就與心連結起來。

#在體合脈，其華在面

以身體部位而言，全身的血脈都歸心所管，因此要觀察一個人的心是否生理功能正常，可以從他的臉色來窺知一二。

#在竅爲舌

藏象學說認爲五臟與身體各處不同的官竅可以互相對應，心與舌頭相對應。舌的功能與味覺、語言相關，如果心功能受損，這兩個部分就會受到影響。另外，舌頭的血管分布極爲豐富，中醫學的精髓之一就是見微知著，從觀察舌色就可以得知氣血運行及心主血脈功能的狀況（詳見第六章〈望診〉中的「舌診」）。

官竅：是五官及九竅的合稱。顏面部有五官，分別是目、舌、口、鼻、耳；全身有九竅，包含臉部的雙目、口、鼻、雙耳七竅，以及前後陰，加總共九竅。此處主要指五官為主。

（三）肺

在介紹肺的關鍵字之前，我想先花一點篇幅介紹一下中醫理論理怎麼描述肺。首先，在五臟中，它處於體內最高處，就像蓋住其他內臟的蓋子，因此別

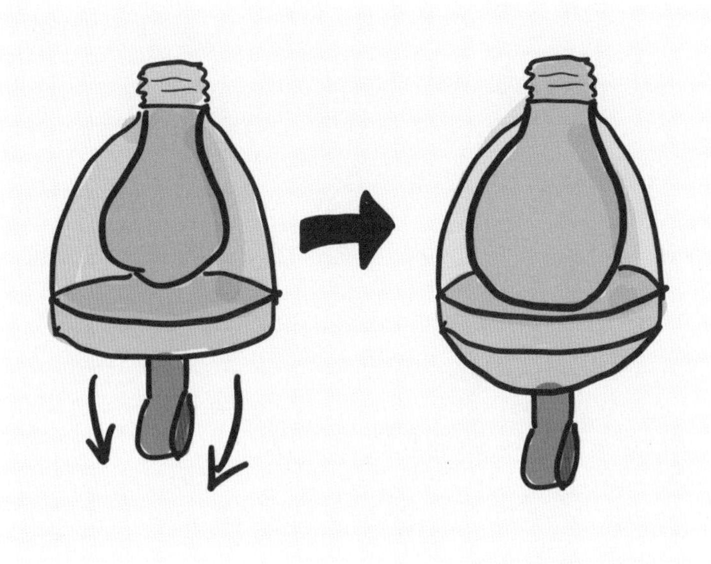

肺呼吸模型

名「華蓋」。另外，不知道讀者們有沒有看過肺的解剖圖像？肺爲了要進行氣體交換，表面積要愈大愈好，所以組成肺臟的組織是由許多薄透的肺泡組成的，可以用包裝易碎玻璃的泡泡紙來想像肺部的質地。這樣半空腔質地的肺非常嬌嫩，古人還觀察到，每次身體一出狀況，都會先出現咳嗽等呼吸道的症狀，於是就給了肺另一個公主病的別名：「嬌藏」。

#主氣，司呼吸

肺主呼吸這件事無庸置疑，在「氣」一節提到，人體四種氣中的宗氣主要就是靠肺吸入清氣，再與脾胃吸收的水穀精微（養分）合成。除了氣體交換，肺主氣的功能也體現於對全身氣的循環有調節的作用，肺的呼吸節律也與全身的血液循環有關。

#主宣發、肅降

我們在此再來說個國中自然知識的延伸吧！不知道你們國中時有沒有做過肺部負壓的呼吸模型？作法是將寶特瓶切一半，在瓶口的地方放入一個氣球，再將底部的切口用氣球封住，只要將切口的氣球往下拉，瓶口處的氣球就會跟著充氣。

我們可以用這模型想像肺的呼吸功能，還能延伸想像肺在中醫的其中一種功能「**宣發**」。

宣發可以想成是灑水器往上噴發，水氣往上宣布發散，主要以三種方式運作：

1 最直觀的功能，是**排出體內的濁氣**。

2 如前所述，肺可以**將脾胃的營養輸佈到全身**。

3 **全身毛細孔排汗**。

上述功能都是歸肺所管轄。所以鼻塞、噴嚏或無汗等病理現象出現時，中醫師就會從肺的宣發功能失職來思考病症。

而肺的另一功能**肅降**，意思則是**清肅、潔淨與向下**，主要的功能就是當呼吸道的清道夫，**保持呼吸道的潔淨**。如果這個功能受阻，則會出現呼吸短淺、咳痰、咳血等等病理現象。

通調水道

從呼吸作用跟宣發肅降的功能，還能延伸出「通調水道」功能，也就是血液循環與發汗的功能。這些功能一旦有延誤，會影響排尿、排汗等功能，水液停聚，體內就會**生濕**、**生痰**，甚至會有**水腫**。

肺朝百脈，主治節

在此先講述**肺朝百脈**的意思，《素問．經脈別論》：「肺氣流經，經氣歸於肺，肺朝百脈」

也就是說，在呼吸過程中，氣經由血液運行，流到全身經脈，全身經脈的氣又會經血液循環流回肺，因此肺臟是**百脈交會之處**。所以透過運動增強肺的宗氣後，全身血脈可獲得更高效率的氧氣與養分。

接著說到「主治節」，在此先引用《素問．靈蘭秘典論》：「肺者，相傳之官，治節出焉。」

剛剛說到心是一身之君主，現在要說到的肺，則是**心的輔佐之官**。治節的意思就是**治理**、**調節**，剛剛提到的呼吸節律、宣發肅降、輔佐心臟調節血液、調節體液的輸佈、運行跟排泄，這種種的功能都需要有相當的紀律。身為君王

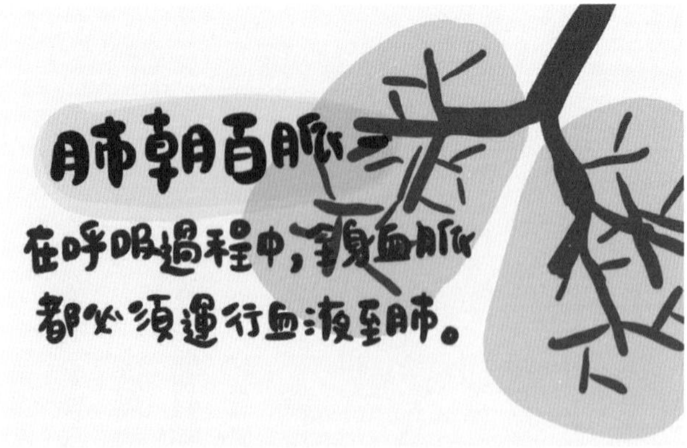
肺朝百脈
在呼吸過程中，全身血脈
都必須運行血液至肺。

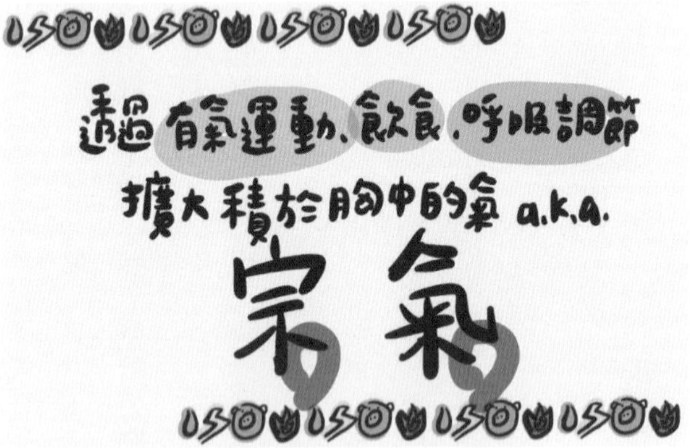
透過有氧運動、飲食、呼吸調節
擴大積於胸中的氣 a.k.a.
宗氣

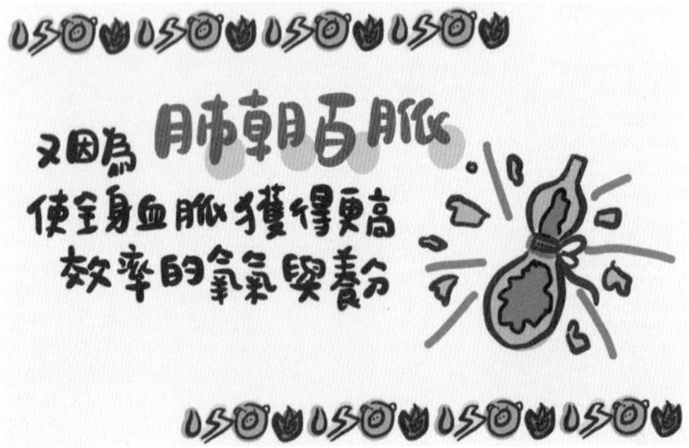
又因為肺朝百脈
使全身血脈獲得更高
效率的氧氣與養分

❖ 肺朝百脈

旁邊的宰相就是要能非常自制，適時給君王意見跟約束。

#志在憂

《素問．舉痛論》：「悲則氣消……悲則心系急，肺布葉舉，而上焦不通，**營衛不散，熱氣在中，故氣消矣。**」

憂與悲的情緒雖然略有不同，但對人體的影響相差不大，這句話說明憂傷會讓肺氣受損。另外，由上面提到的「肺主氣」可以知道，要說五臟裡誰對氣虛的反應最大，就屬肺了，不難了解氣消會對肺的功能產生多大的影響！

#在液爲涕

剛剛提到，肺的肅降功能有清道夫的效果，主要就是將上呼吸道（鼻腔、喉嚨、上支氣管等）的外來刺激物包覆在分泌的黏液中，往外推送，達到清潔的功能。這黏液就是所謂的**鼻涕**，也兼具**潤澤鼻竅**的功能。

#在體合皮，其華在毛

既然毛細孔出汗也是肺的生理功能之一，那麼皮膚、汗腺等組織就可以視作肺在體表的展現。有些人很容易吹風就感冒，以中醫視角來看，會認爲這是肺氣虛導致抵抗力低的表現。

我們也可以從生物從水中演化到陸地生活的歷程來理解這件事，就像美人魚從海裡到陸上生活一樣，一開始，魚類以鰓在水中直接交換氣體呼吸；接著發展到兩生類，開始以皮膚和肺呼吸；最後則是完全隔絕對水的依賴，僅僅以肺部呼吸，陸地動物的演化才得以完成。

由於肺臟跟皮膚有相當的關連，因此中醫在治療皮膚疾病時會以肺臟出發，養肺就等於養皮膚，做好皮膚保暖也等於養肺啊！

#在竅為鼻

鼻與喉嚨都相通、連接於肺，因此將鼻與往下連接到的喉嚨視為肺的門戶也是合情合理的吧！

（四）脾

#主運化

脾是中醫五臟裡最不直觀的臟腑，因為說到脾，讀者們應該首先會想到解剖學的脾臟，不過**中醫的脾其實概括了所有消化、代謝的功能**。古人當然知道，在飲食的過程中，實際上的消化吸收是在胃與小腸進行的，不過要推動這一切運作，需要一名最高指揮官，也就是「**脾**」。

脾不只有統籌消化吸收，還負責把食物運化後的營養（水穀精微）轉運到身體的各部位。我們可以把脾想像成廚房裡的大廚，指揮二廚及學徒們烹煮食材，完成後再交給服務生送給各桌客人。如果脾這個大廚哪天告病假或是狀態不在線上，那烹煮出來的食物就可能走味甚至沒熟，送給客人之後也會得到很多客訴。

回到實際情況，如果脾狀況差，人體的消化功能就會變差，導致臟腑、經絡、四肢百骸等組織無法得到充分的營養，就會呈現**腹脹、排便不成形、食慾不振**，甚至**倦怠、消瘦**等病變。

在第四章〈血、津、液〉提過，每個人的設計藍圖是腎所管轄，而設計圖執行成效則是要靠脾胃的消化吸收了，所以這就是爲什麼中醫會說：「**脾胃爲後天之本，氣血生化之源**。」

另外，大家最在意的**濕氣**，成因之一也是脾胃功能失調，因爲脾管理的不僅是體內的營養，也會一直管到體內水液的吸收、轉輸跟散佈。只要脾運化水液的功能強盛，就能防止水液在體內產生不正常的停滯，進一步防止濕氣的產生！

#主升清

胃接受、容納食物，再繼續向下運送到小腸；相對來說，脾的功能是**將消化後的營養成分向上輸布到心、肺，再去潤澤全身**。脾升胃降的功能對應也可以視作是陰陽平衡的小縮影。

至於**脾升清**功能的生理現象運作情形如何？我們再回到第四章〈血、津、液〉一節，複習營養的路徑就知道囉：「消化系統吸收了來自食物的養分後，**血液會匯集到肝門靜脈，再從肝門靜脈輸送到心臟，經由心臟的跳動，這些帶著營養的血液會透過肺循環進入肺部，進行氣體交換，由缺氧的暗紅變成充氧的鮮紅後，再回到心臟，推動到身體的各個角落，才能讓我們全身都有營養與氧氣。**」

#主統血

《難經．四十二難》：「脾裹血，溫五臟。」

統字有**統攝**、**控制**的意思，脾的職責就是確保血液在經脈中流動而不走偏。這段《難經》內文就是在說，脾能把血液好好包裹住，讓血去到該去的地方濡潤五臟。**一旦脾氣受損，就會呈現便血、尿血、月經崩漏或是月經點滴不盡的病理現象。**

#在志爲思

凡事喜歡鑽牛角尖、小劇場很多的人，如果去問他最近食慾、消化怎麼樣，有很大的機率會得到「**吃不下、腹脹、頭暈**」等答案。這是因爲思慮過度、卡在一個結解不開時，體內氣的流動會被影響，產生**氣結**、**氣滯**，使脾功能受到傷害，消化功能不好，就會吃不下或腹脹。同時，因爲氣的流動被影響，導致脾「升清」的功能受到阻礙，難以運輸營養到頭腦，自然就會頭暈囉！

#在液爲涎

我們的唾液含有澱粉酶，可以在咀嚼時初步消化食物，具備這樣功能的唾液，理所當然是「消化指揮官」脾的使者囉！

#在體合肌肉、主四肢

讀者們有看過《櫻桃小丸子》裡常胃痛的山根嗎？他的外型瘦瘦細細的，一副弱不禁風的樣子，雖然這樣說對他有點抱歉，不過這就是脾胃功能不好、肌肉不豐厚的最佳例子。另外，身體的肌肉不只有四肢主幹的肌肉，體內**維繫各臟腑位置的平滑肌**、**筋膜**等也是**脾主肌肉**的範疇，所以一旦出現**內臟下垂**、**久泄脫肛**等問題，中醫在臨床上都會思考到脾氣的充盈。

#在竅爲口

口腔是消化道之始，可以經由觀察口中味道，口苦、口淡、口甜、口膩以及口唇的色澤來得知脾胃運化水穀精微的狀態。

（五）肝

中醫講求陰陽對立，肺臟是容易受邪氣干擾的「嬌臟」；而對應的對立者就是本段的主角「肝」。肝臟的主動性很強，甚至《素問．靈蘭秘典論》寫道：「**肝者，將軍之官，謀慮出焉。**」

肝是有膽識、有魄力的將軍，是人體決斷事物的要角，因此也被稱作「**剛臟**」。

#主疏泄

疏泄即是**疏通**、**發洩**之意，肝氣的通暢功能展現在各方面，從**血液**、**津液的輸布代謝**、**脾胃的運化功能到情緒調暢**，**及生殖功能的排卵**、**月經**、**排精**等，這些都仰賴肝氣舒暢才能正常運作。你們是不是會覺得：「哇！肝也管太多了！」沒錯，肝這名將軍就是帶著身體的氣機在體內東奔西跑，到處去調度、調節各處兵馬，讓身體的每一處都氣機順暢。一旦有氣機不順，形成「**肝氣鬱滯**」，就會隨著鬱結位置不同而產生不同症狀，其中有許多病症也與現代醫學的肝臟疾病相同。鬱結在血液循環就會發生**血瘀**、**腫塊**，女生**月經可能行而不暢**；鬱結在體液就會**生痰**、**腹水**；鬱結在脾胃就可能出現**嘔逆噯氣**、**腹脹疼痛**、**便秘**、**口苦**、**黃疸**等。這些身體不好的情況會影響心情；不過反過來說，若常常**鬱鬱寡歡或暴躁易怒也會影響肝的疏泄功能**喔！

#主藏血

藏血卽是肝有**貯藏、調節血液**的功能，再回想肝爲「將軍之官」的性質，肝的藏血功能包含人體各部位血量的分配，就像是將軍調動萬千兵馬，情緒激動時面紅耳赤的狀態、女子月經來潮、運動時肌肉充血等，這些功能或狀態都是仰賴肝這個大血庫調節血液到身體各處。

#在志爲怒

我們常聽到一句話表達出肝與怒的關係：「大動肝火。」怒這情緒主要是出現在情緒激動的時候，對人體的影響屬於較負面的刺激，發怒時會使**氣血上逆、陽氣升泄**，對應到肝運行血液的疏泄、升發功能。

升發 vs 宣發

看到這裡的讀者們，是不是一下子會搞不清楚肺的「宣發」功能與肝的「升發」功能呢？這兩個名詞雖然都有往上發展的意思，但作用的「方向」不大一樣。以樹木來比喻的話，肝的升發功能是樹幹往天空生長，有向上、筆直、剛強的性質；而肺的宣發功能則是在樹頂的開枝散葉，偏向往外擴散、薄透、撒佈的性質。

#在竅爲目

眼睛需要足量又精密的血液供應才能夠維持正常的生理功能，肝本身爲血庫跟血液調度的器官，自然當仁不讓是雙眼的指揮官。除此之外，肝經在人體的經絡走向（經絡巡行）也上連到眼睛及其附屬的神經、血管等（中醫統稱爲目系），肝的功能受損也會影響到視力，無論是雙眼乾澀、眼紅癢痛或是視物不清等症狀，中醫都會試著從肝來思考。

補充：經絡巡行方面，人體總共有正經十二條，再加上奇經八脈遍布全身，可以說是人體氣血運行的網路，每一個小站點就是我們針灸時使用的穴道。詳見第八章〈針灸〉一節的敘述。

#在液爲淚

肝開竅於目，與眼睛相關的眼淚自然也是由肝所調控的。眼淚之於眼睛的功能近似於鼻涕之於鼻腔，有**濕潤**、**保護**的作用；如果有外來物侵入眼中，大量分泌眼淚也可以清潔眼睛、排除異物。此外，我們再來回顧到肝氣疏泄與情緒的關聯，**屬肝範疇的眼淚也是情緒波動的一項表徵**。

#在體合筋，其華在爪

這裡的筋指的是**肌腱**、**韌帶**等連結關節、肌肉的組織。筋與肌肉的收縮與舒張，能讓四肢及關節產生基本的屈伸和轉動。肝血充盈，基本運動功能就能正常發揮，否則會出現**肢體麻木**、**抽筋**、**顫抖**等病理表現。如果想初步觀察肝功能的充盈與否，則可以由**指甲**來得知一二，**指甲堅韌明亮**、**光澤紅潤**代表肝功能不錯；反之，**指甲會呈現軟薄**、**枯黃甚至變形脆裂**。

（六）腎

腎的主要功能在第四章〈血、津、液〉一節有提過，本段會在說明過的部分之上補充、擴充腎的其他特性。

#主藏精

「精」這個字的解釋就是「物質中被提煉出來的、最純粹的部分」，在第四章〈血、津、液〉有提到，腎就是人體基因封藏的地方，更是人體生長發育的藍圖，於是被稱為「**先天之本**」。腎氣充盈，會對人體各階段生長發育發揮各自的作用，《內經》裡有一段經典條文《素問・上古通天論第一》，就在描述腎氣對男女不同生長階段的效用：

女子七歲，腎氣盛，齒更髮長；
二七而天癸至，任脈通，太衝脈盛，月事以時下，故有子；
三七腎氣平均，故真牙生而長極；
四七筋骨堅，髮長極，身體盛壯；
五七陽明脈衰，面始焦，髮始墮；
六七三陽脈衰於上，面皆焦，髮始白；
七七任脈虛，太衝脈衰少，天癸竭，地道不通，故形壞，而無子也。
丈夫八歲，腎氣實，髮長齒更；
二八腎氣盛，天癸至，精氣溢瀉，陰陽和，故能有子；
三八腎氣平均，故真牙生而長極；
四八筋骨隆盛，肌肉壯滿；
五八腎氣衰，髮墮齒槁；
六八陽氣衰竭於上面，焦髮鬢斑白；
七八肝氣衰，筋不能動，天癸竭，精少腎臟衰，形體皆極；
八八則齒髮去。

文中提到「二八（2×8＝16歲）腎氣盛，天癸至」，這「**天癸**」就是隨著腎氣不斷充盈，在青春期產生促進性腺發育成熟的物質，也就是**生長賀爾蒙**。時至今日，這段經文對人體生理的觀察仍然具有相當的參考價值。

當然，除了生長，日常各器官的生理作用也須仰賴腎氣的滋養、推動，以下會來介紹腎調節各器官的功能說明。

#主水液

這項功能與現代醫學對腎的理解相仿，**體液的輸佈與排泄、代謝平衡**都需要靠腎的調節。在此，我們將前面的敍述綜合一下，體內水液的旅程是經由胃攝取進入，經過脾的運化與轉輸上傳到肺，再由肺宣散與肅降到全身。而**腎氣正是主宰水液運輸的背後操盤手**。水液的最後一站正是來到腎，**化爲汗液、尿液或氣**來排出體外。一旦腎主水液的功能出現問題，最直接的病理表現會有兩種極端：**水腫、尿少**（排不出去）或**尿量增多**（排太多，近似於現代尿崩症）。

雖然有些患者不能喝太多水，比如腹水、心臟衰竭、腎臟病、營養不良或內分泌失調功能不全，或是被醫師診斷爲病態水腫的患者，但其餘健康的成年人每天平均需攝取自己體重（公斤）×30毫升的水量，且這些都要是白開水（無糖茶、湯品都不算）。大家可以由此檢視自己水有沒有喝夠。因爲除了運動之外，喝水也是增加代謝的十分重要的一環喔！

#主納氣

「納」有「**固定、受納**」的意思。腎納氣的功能與調節肺的呼吸有關，腎作爲人體各項生理功能背後支持的力量，會使肺的**呼吸保持在一定的深度**，才能夠使氣體充分交換利用。腎納氣功能如果「故障」，肺的呼吸還是可以運行，但就會出現**呼吸短淺、氣喘或是呼多吸少**等「**腎不納氣**」的病理現象。若以現代醫學來理解「腎納氣」的生理機能，可以對應於解剖學的「腦幹呼吸中樞」決定呼吸深度與頻率的功能。

#在志爲恐

恐懼這個情緒與腎的相互影響，可以用《內經》中「腎經絡巡行」的條文來跟讀者們說明：「……**飢不欲食，面如漆柴……目慌慌如無所見，心惕惕如人將補之，是為骨厥**……」

腎受到影響的話，就會產生如上所述的表現，包括吃不下、臉色發黑、眼神像是突然看不到一般慌張、心神就像有人想抓他一般驚恐等，進而在腎經巡行的地方發生麻木、酸楚的狀況（也就是「骨厥」），綜合起來就是相當心神不寧又肢體痠痛的表現。

#在液爲唾

前面我們提到脾「在液爲涎」，「涎」是指唾液中較清澈者；相對來說，這裡所說的「**唾**」**則是其中較稠厚的部分**。中醫理論認爲，唾是腎精所化，有滋養腎氣的作用。

這時，你們是不是會想：「怎麼可能分得清楚唾與涎的差別？」其實還眞的有差！我們的唾液腺有兩種細胞，一種分泌口腔滋潤黏液、另一種則主司分泌含澱粉酶的涎。只能說古人眞的很厲害，可以在還沒有解剖觀念時就觀察出兩種唾液的型態。

#在體爲骨，主骨主髓，其華在髮

腎主骨生髓的功能，我們已經在第四章〈血、津、液〉一節中說明過了，在這裡想補充，髓除了生血的骨髓，還可以指**脊髓**、**腦髓**。《素問．靈蘭秘典論》寫道：「**腎者，作強之官，技巧出焉。**」

「作強之官」可以想做是清朝宮廷的「內務府」，掌管、調度、安排宮中事務，又要服侍皇帝妃子等，需要各種靈活的手段跟技巧。

爲什麼這會與腎主髓有關呢？因爲骨髓充盈，骨頭就強健，人體的動作就能有力且耐勞；腦髓充盈能精細動作、心思就能精巧靈敏，自然就「技巧出焉」。

另外，腎「其華在髮」，因此我們觀察**頭髮的豐盈與光澤**，也可以得知腎氣的狀態。

#在竅為耳及二陰

從腎主髓（骨髓、腦髓）可知，腎的管轄範圍也涵蓋到現代的神經系統，聽覺需要仰賴精密的神經傳導，所以**聽覺的靈敏也跟腎氣密切相關**。

二陰是指前陰（外生殖器）和後陰（肛門），腎與生殖、排泄系統相關，所以生殖與排泄的管道也都屬腎的範疇。

專欄一：五行、五臟間的相愛相殺？

不曉得大家熟不熟悉這一頁的五芒星圖？從學習中醫的初期到執業的現在，我常常會在腦中畫這張圖來思考疾病的病因與病機（病理機制）。中醫理論認爲，五行「木、火、土、金、水」存在著相生、相剋的關係，這也正是中醫治病的基礎所在。

其實，我們可以在許多作品中看到類似概念，從《寶可夢》的屬性相剋（有誰還記得它還叫做「神奇寶貝」的年代嗎？）、《庫洛魔法使》中庫洛牌的相剋、到《火影忍者》裡「火、風、雷、土、水」的屬性相剋等，就可以知道「一物剋一物」這概念被相當廣泛運用在各處——但是你知道嗎？這些概念的本宗、初始，就是來自於五行的相生相剋喔！

那麼，五行的相生相剋關係是怎麼來的呢？其實也和其他的中醫理論一樣，源自於古人對大

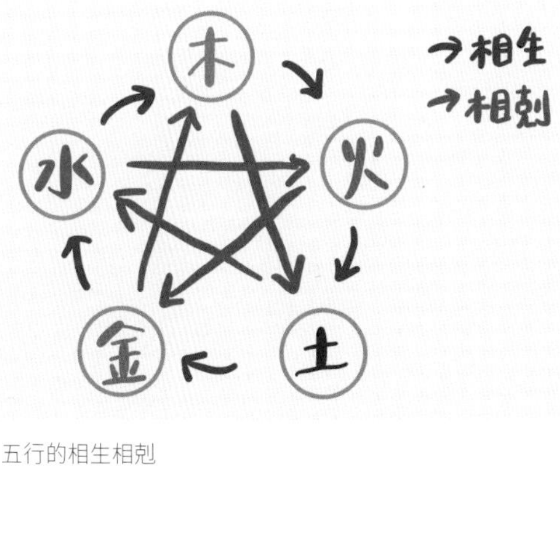

❖ 五行的相生相剋

自然的觀察。在此先說明**五行相生**的概念：

☯ **木生火**：木柴可以當成火焰燃燒的介質。

☯ **火生土**：燃燒後的灰燼就化做塵土。

☯ **土生金**：無論是古代還是現代，都需要從土地中挖掘才能取得金屬，整體意象如同土孕育金屬，而有「土生金」的概念。

☯ **金生水**：這可能是五行相生中最難直觀理解的部分，就如同上述說明的，五行相生的規律是古人觀察生活、自然中歸納出來的結論。水都從何而來？古人看見山間石縫中流出的山泉水，或是煉丹術將金屬高溫熔化後成爲水般的液態性狀，都可以初步理解金生水的概念。

☯ **水生木**：植物需要水的灌溉才能夠萌芽、生長。

說完了相生的規則後，我們再回到凡事都有陰陽的觀點，有高峰就有低谷、有開心就有難過、有生就有死、有前進就有後退、有時起有時落，好運、壞運，總都要照起工來行……等等，扯遠了！

我想表達的是，有「相生」就會有「相剋」，如此一來世界才會維持動態平衡。現在，我們就來看看五行間是如何互相牽制彼此的！五行相剋的概念如下：

☯ **木剋土**：想像一棵盆栽，如果裡面的植物長得太過旺盛，將土壤的養分吸收殆盡，就會破壞土原本性涵養、孕育的性質。就像是田地收成後要休耕的概念。

- **土剋水**：理解這個很簡單，「兵來將擋、水來土淹」，土可以吸收水分，抑制水流。
- **水剋火**：水因爲比熱大，可以快速吸收熱量，使物體脫離燃點，進而抑制火焰的生成。簡單來說，就是水可以滅火啦！
- **火剋金**：雖然俗話說：「眞金不怕火煉」，不過世界上的萬物都有自己的熔點，當然也包含各種金屬，只要達到該溫度，金屬就會被熔化。
- **金剋木**：鍛鍊後的金屬硬度比木頭大，可以輕易砍伐、切割木頭。

用中醫了解情緒爲什麼會影響腸胃

明白了五行間的相生相剋關係後，帶入五行與五臟的關係，就是中醫理論治病或致病的基礎：

- 肝：木
- 心：火
- 脾：土
- 肺：金
- 腎：水

臨床上最常遇到的是肝木剋脾土的病人，現代人壓力大、愛熬夜，也沒有良好的紓壓管道，所以需要疏泄的肝臟就會氣滯，肝木就可能過旺，進而剋到脾土的情況，以至於腸胃常常出問題，舉凡是腸躁症、消化不良、便秘、脹氣等腸胃症狀，都有可能是由情緒引起的。相對而言，如果太過抑鬱、多思多慮，也會有反向的「肝木汰弱，不制脾土」的情況，那你的腸胃就會就如同土石流般，常有腹瀉等情況出現了！

此外，現代醫學也發現了腸腦軸（gut-brain axis），發現腦中的情緒會與腸道的菌叢、激素相互影響，又間接印證肝木剋脾土的理論，眞的是相當神奇！我自己在臨床上遇到相關症狀的病人，並以五行理論治療取得療效後，都會在內心不斷爲古人大拍手！

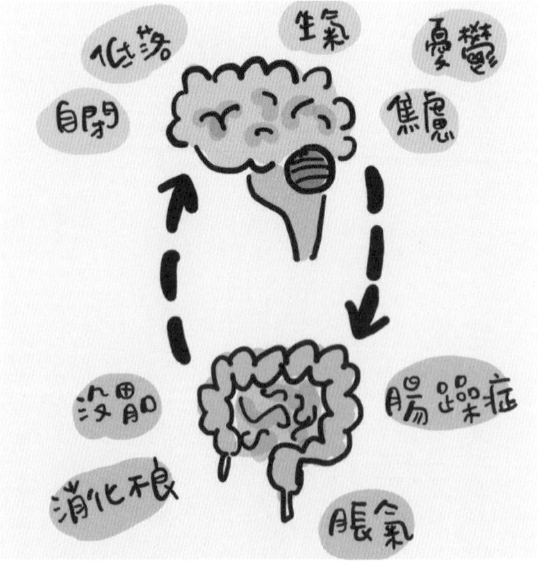

❖ 腸腦軸會讓腦中情緒與腸道狀況互相影響

❖ 情緒與腸胃之間關係的中西醫觀點比較

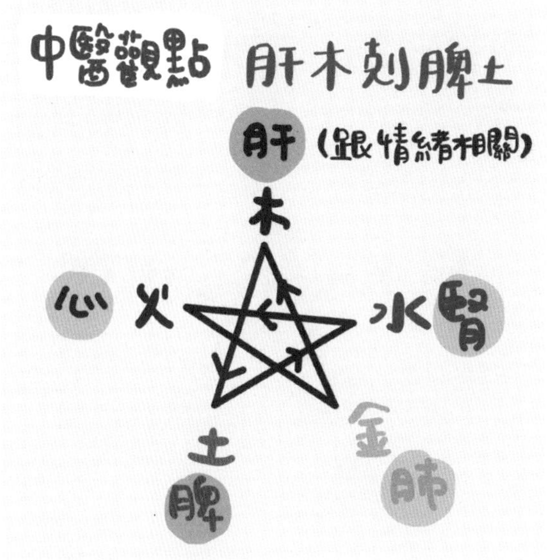

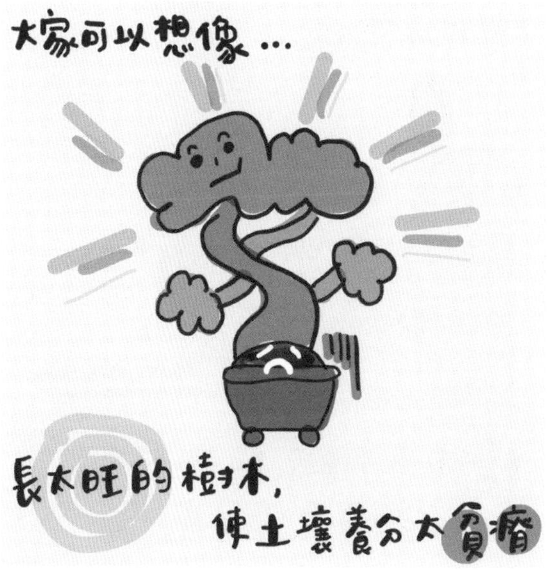
大家可以想像…
長太旺的樹木,
使土壤養分太貧瘠

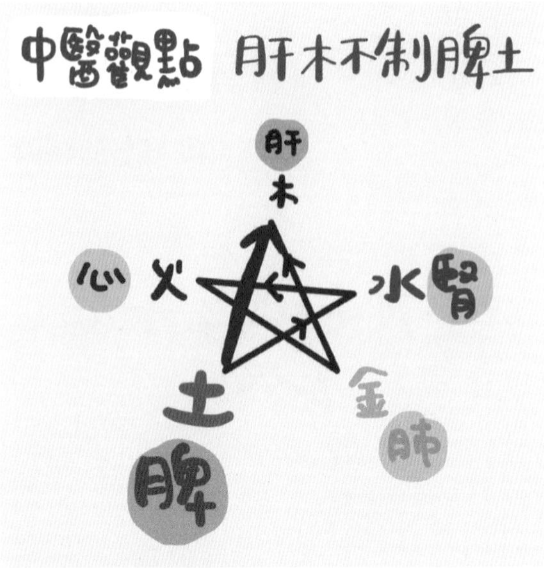
中醫觀點
肝木不制脾土
肝
木
心
火
水
腎
土
脾
金
肺

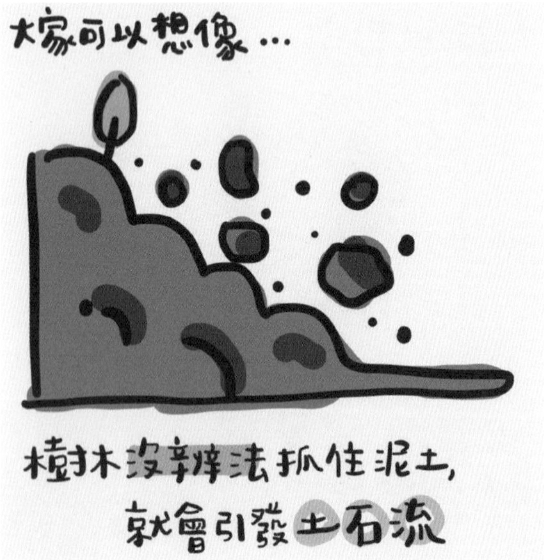
大家可以想像…
樹林沒辦法抓住泥土,
就會引發土石流

專欄二：中醫的痰不只是你知道的痰

在有了血、津、液的概念後，我們就可以講講「痰」這個生病時常常讓你喉嚨不舒服的分泌物。

大家感冒時，應該時常咳出黃色或白色的黏液，也就是我們熟知的痰吧。一般我們認知的痰源於肺部支氣管黏膜的分泌物，可以將灰塵、細菌、過敏原等東西排出體外。

不過在中醫，除了有形可見的痰，還概括到體內無形的痰。（這你就不知道了吧～）

首先，我們先來了解有哪些臟腑能讓津液正常流動：

- **肺**：有肅降功能，可以讓津液向下輸布至全身。
- **脾**：可以吸收、製造津液，並具有升清功能，可以將津液上呈到肺臟。
- **腎**：主水液，調節肅降與升清功能，並將津液排出體外。

一旦這三者之一出問題，都可能導致津液代謝受阻、進而停置在體內某處，使體內生濕，久而久之成爲中醫所謂的「痰」。因此可以將痰視爲「濕」的進階版本，積累在不同地方都會導致身體不同的變化，如：

- **頭部**：頭暈、脹

◎**耳**：耳鳴、暈眩

◎**血管**：高血脂

◎**肝**：脂肪肝

◎**四肢末稍**：脂肪瘤

身體一旦有上述的狀況，當然可以一起來找中醫師處理，不過日常保健的話要怎麼除痰呢？你可以多按摩、刺激胃經的穴道豐隆穴，還有最重要的是預防濕氣入侵身體，如多運動、少吃生冷食物、多吃薏仁飯等，就可以避免濕氣進化成痰喔！

❖ 痰的生成、影響與應對方式。

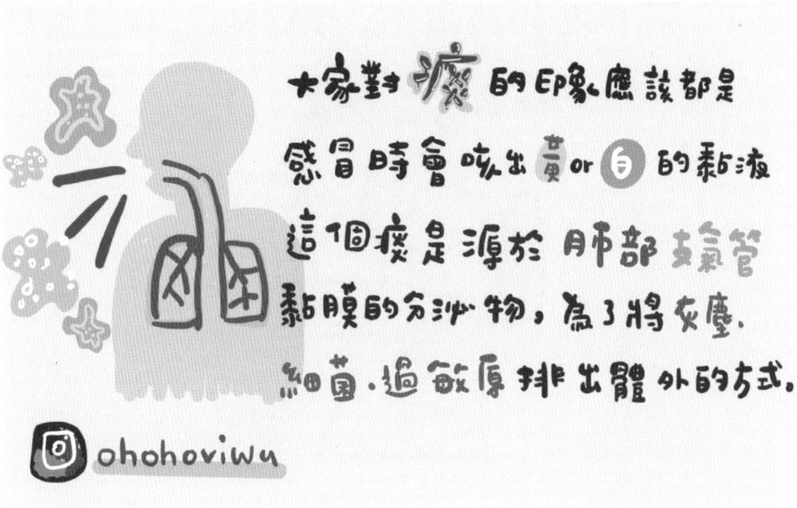

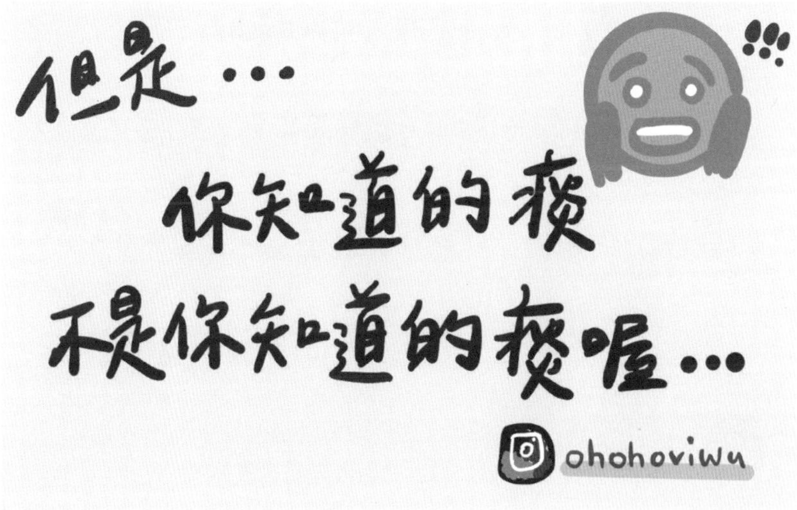

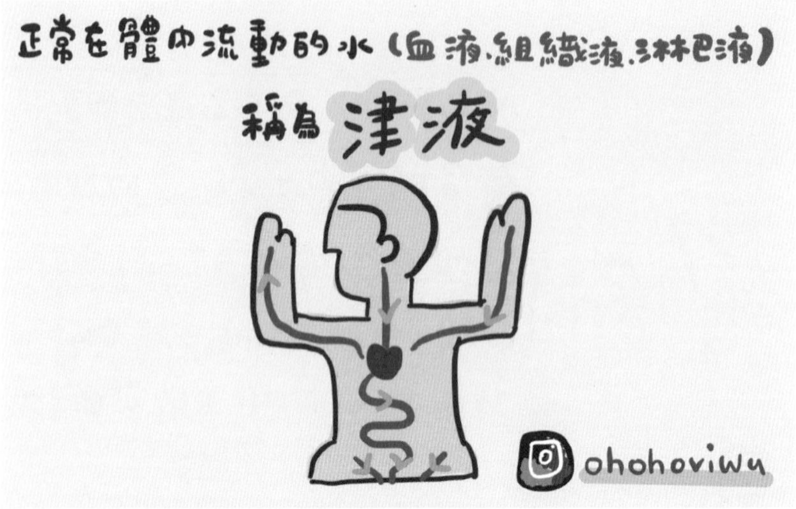
正常在體內流動的水(血液.組織液.淋巴液)
稱為 津液
ohohoriwu

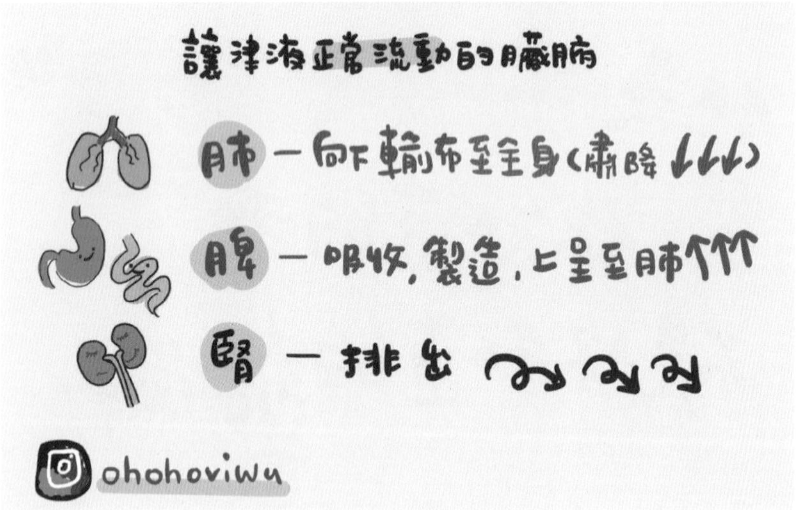
讓津液正常流動的臟腑
肺 — 向下輸布至全身(肅降↓↓↓)
脾 — 吸收,製造,上呈至肺↑↑↑
腎 — 排出
ohohoriwu

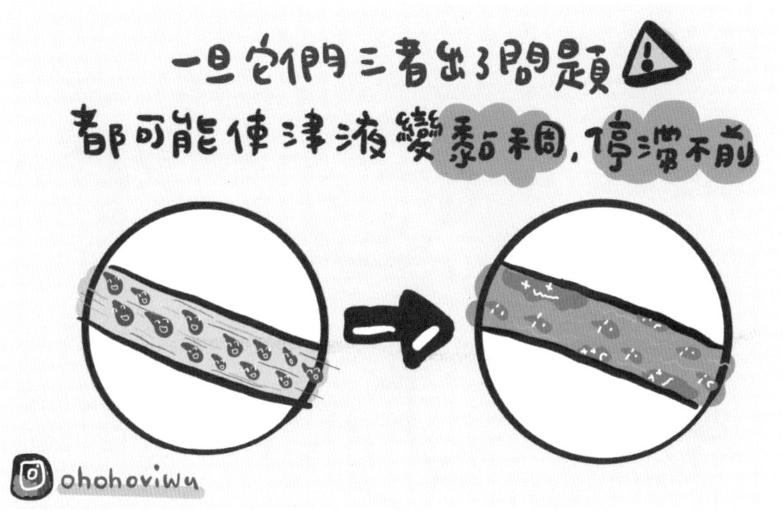
一旦它們三者出了問題
都可能使津液變黏稠，停滯不前
ohohoviwu

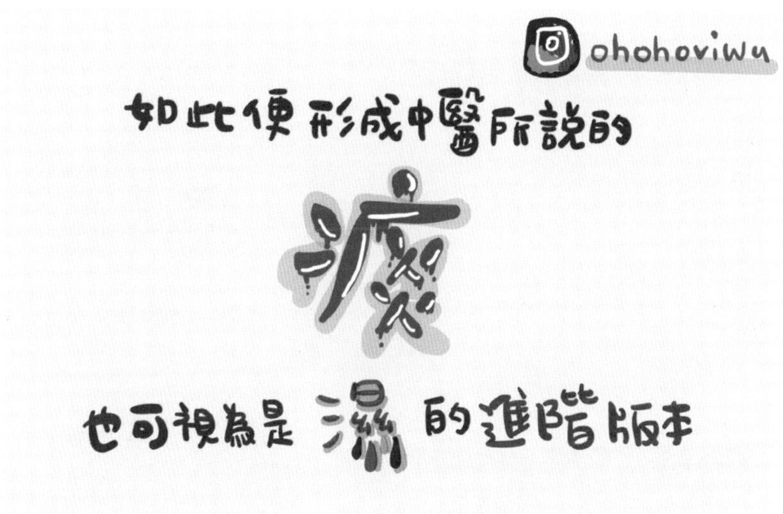
ohohoviwu
如此便形成中醫所說的
痰
也可視為是 濕 的進階版本

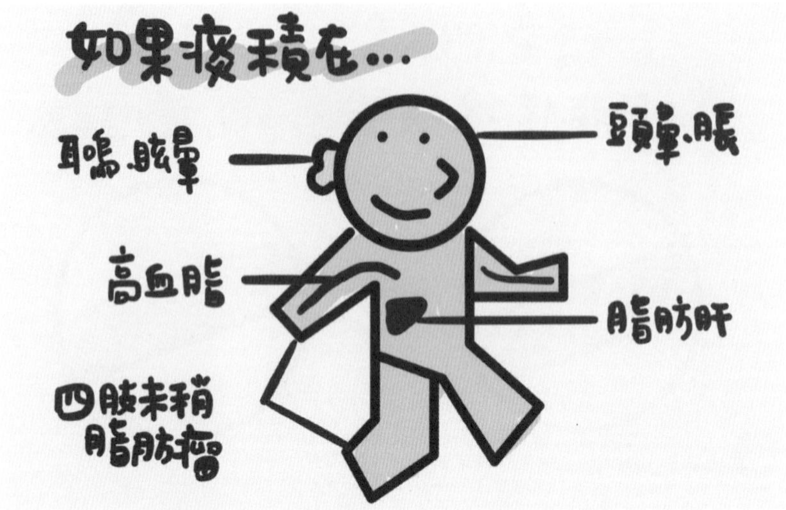
如果痰積在…
耳鳴.眩暈
頭暈.脹
高血脂
脂肪肝
四肢末稍
脂肪瘤

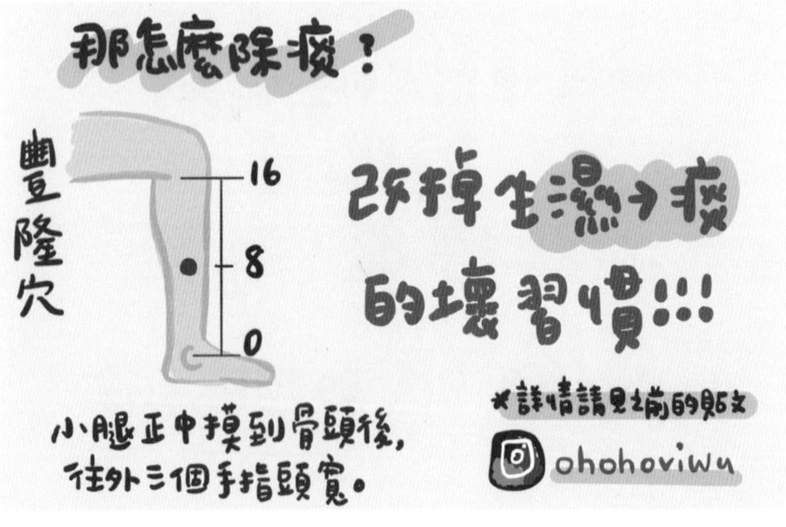
那怎麼除痰？
豐隆穴
16
8
0
改掉生濕→痰
的壞習慣!!!
小腿正中摸到骨頭後，
往外三個手指頭寬。
*詳情請見端的貼文
ohohoriwu

Chapter 6

第六章

中醫看診的知識：中醫四診搞WHAT

第六章 中醫看診的知識：中醫四診搞ＷＨＡＴ

如〈序〉中所說，所謂的「四診」即是「望、聞、問、切」，是中醫看診的四種基本方式。本章除了介紹四診的知識，還會告訴你看中醫時應該注意的事項喔！

一、望診

在開始之前，想先跟各位讀者分享一個歷史小故事。

從前從前，約莫是西元前３６５年的某一個風和日麗的一天，傳說中的神醫扁鵲四處行醫，正好到了齊國都城臨淄這一站。齊桓公田午這位齊國君主聽聞神醫拜訪，立刻將扁鵲奉爲國家ＶＩＰ款待。

扁鵲在拜會齊桓公時，職業病又犯，開始觀察起齊桓公的臉色來。觀察就算了，還管不住自己的嘴，秉著醫師的天職直接跟齊桓公說：「您有小病，不過現在病邪仍在皮膚表層，只是如果不及早治療，病情會更加重的啊！」齊桓公雖然覺得這個神醫眞是白目，誰會在這種場合突然看起病來？不過礙於神醫的面子不好發怒，回他：「神醫愛說笑，寡人身體還滿健康的！目前沒有什麼疾病呢！」

等到扁鵲走之後，齊桓公向左右官員發牢騷道：「你們看看！醫生就是愛賣弄，就算你沒有病，他偏得說你有病，來顯示他的醫術高明！」

五天後，扁鵲又晉見齊桓公。他又看了齊桓公的臉色說：「大王，您的病已經發展到肌肉裡去了，再不治的話會更嚴重的！」想當然，齊桓公又不把他的話放在心上，扁鵲只得離開了。

又過五天，扁鵲可能秉持著醫者父母心，又再度拜訪齊桓公。這次他直接不客氣地皺著眉頭說：「您的病現在已經蔓延至腸胃了，再不治恐怕有危險呢！」齊桓公一樣覺得扁鵲在危言聳聽，還是打發他走了。

再過五天，扁鵲再次晉見齊桓公。這次他一打完招呼，就藉故快步離開。齊桓公還在想著，扁鵲如果再說他有病，該怎麼打發他，沒想到準備好的說詞沒用到，扁鵲竟然就開溜。

齊桓公於是派人去追他，問：「爲什麼這次一句話都不說就走了呢？」

扁鵲回答：「一開始當病邪只在皮肉之間時，只要喝個湯藥就可以治好了；之後病邪入到血脈中，再加上針灸砭石的效力也可治好；接著病邪入到腸胃中，以藥酒的效力也能藥到病除。但現在病邪已深入到骨髓，即便是掌管生命的神也無計可施。現在大王的病已到深入骨髓，我也沒有好辦法了！」齊桓公聽了還是只是笑笑，就放扁鵲走了。

故事進行到這裡，聰明的讀者應該知道之後的發展了吧！

沒錯！又過了五天，齊桓公突發全身骨頭疼痛難耐。這時他再怎麼怨嘆、再怎麼派人去請扁鵲，扁鵲已經早就逃到秦國。齊桓公爲時已晚，過不久就駕崩了。

這個小故事是要來跟大家講，扁鵲光用看的就看得出來齊桓公的病情變化，這正是中醫四診中望診的精隨所在。接著，我們就來講講**望診**怎麼進行吧。

齊桓公為何病死 ?! 不聽醫生的話有多可怕 !!! / 中醫搞畫 ep.1

（一）望臉色

《難經》云：「望而知之謂之神。」

如果把中醫師替病人看病當成一場遊戲，那麼「望診」就可以當成遊戲的「開局」，是中醫師掌握患者資訊大方向的第一指標。從你走進中醫師診間的那一剎那，醫師就開始對你進行全身的掃瞄診斷了。因爲從走路的步態、整個人的姿勢、高矮胖瘦等等，都在望診的範疇。

而在前述的故事可以大概得知，望診的一大重點就是在於「望臉色」，從臉色的變化就可以先大概窺知這個患者的身體狀況。而臉色的變化也是有五行相對應的五色，主要會是下列的大分類：

- **青色**：驚嚇（俗話說：被嚇得青筍筍）
- **紅色**：熱象重，如發熱、發炎、高血壓等症狀。
- **黃色**：濕氣重，黃色又與脾胃對應，所以也可以辨別是消化系統出了問題。
- **白色**：氣血虛弱，偏寒象。
- **黑色**：寒象、痛象、瘀象（例如肝硬化的患者、肝靜脈瘀滯），此外黑色對應到腎，也可以觀察到腎病末期或是長期洗腎的病患臉不光彩，透出黑色的感覺。

不只臉色，如前面講「官竅」時所述，臉上五官也相對應五臟，同樣能夠透露出身體的訊息喔：

- **鼻**：肺
- **目**：肝
- **耳**：腎
- **舌**：心
- **口**：脾

各位讀者看到這邊，應該就知道**去看診時要素顏**有多重要了吧！但是現代人，尤其是女生，都會先梳妝打扮好再出門，又加上疫情後許多人都有戴口罩的習慣，要看到一個人的廬山眞面目實在困難。建議大家不妨可以準備一張素顏的照片放在手機裡，去看中醫時拿給醫生參考。

（二）舌診搞什麼

要看中醫，不僅臉要素顏，還有一個意想不到的地方也要保持素顏，那就是**舌頭**！

舌診是望診中很重要的環節，有多重要呢？我們中醫師在寫健保病歷書寫上一定要記載，夠重要了吧！

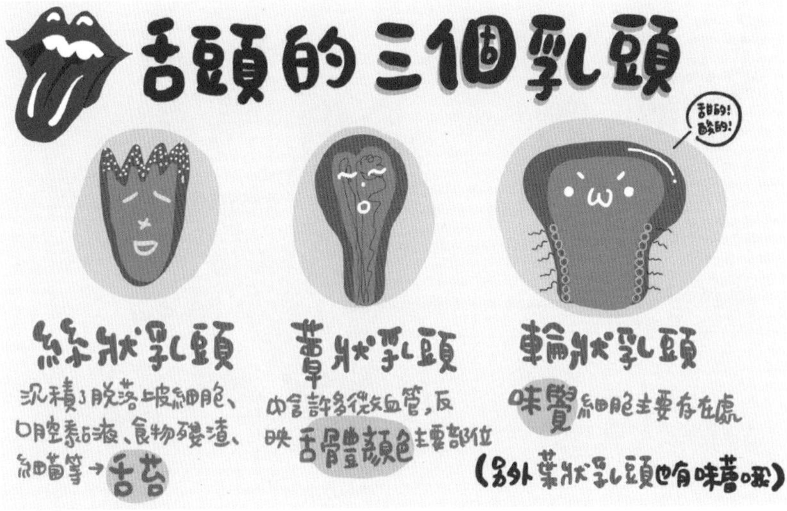

舌頭的乳頭種類

大家閱讀本書到現在，應該可以明瞭，中醫的理論就建立在「見微知著」這四個字，就像序章裡提到，中醫師如福爾摩斯一般，從各種小地方來還原疾病的眞相。那麼小小的一條舌頭，又會透露怎樣的資訊呢？

1 舌診原理：組成舌頭形狀色澤的乳頭們

舌頭是由橫紋肌組成的肌肉性器官，舌頭上的凸起有四種型態，分別是：輪廓乳頭、絲狀乳頭、蕈狀乳頭、葉狀乳頭，這些舌頭組織含有味蕾以及各種神經接受器，讓我們能夠接受食物進入口腔，以及嚐到食物的味道。此外，這些組織各自以不同的方式，共同呈現出舌頭的顏色與樣貌。

蕈狀乳頭下富含許多微血管，這正是舌頭顏色呈現紅色的主要原因。

絲狀乳頭表面有一層乳白色的角化膜，上面

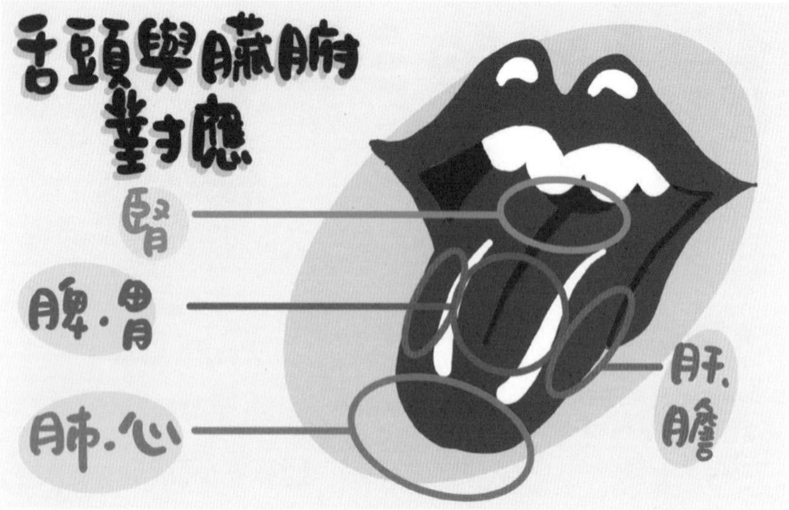

舌頭與臟腑的對應。

會有食物殘渣、唾液、細菌、代謝產物等附著而形成舌苔，觀察舌苔就可以窺知身體代謝的訊息。不過，舌苔增厚可能會使口氣變差，因此很多人在刷牙時也習慣一起刷舌苔，只是要注意的是，口氣差是因爲身體出了點「小意外」，所以還是要快點去看中醫處理才是根本之道！這也是倡導大家帶著「**舌頭素顏**」來看中醫的目的。

2 舌頭的五臟對應

中醫見微知著的精神，也展現在舌頭與五臟的對應。我們可以通過舌診了解五臟六腑的情形。詳細來說：

- **心**、**肺**：對應到舌尖。
- **脾**、**胃**：對應到舌中央。
- **肝膽**：對應到兩側。
- **腎**：對應到舌根。

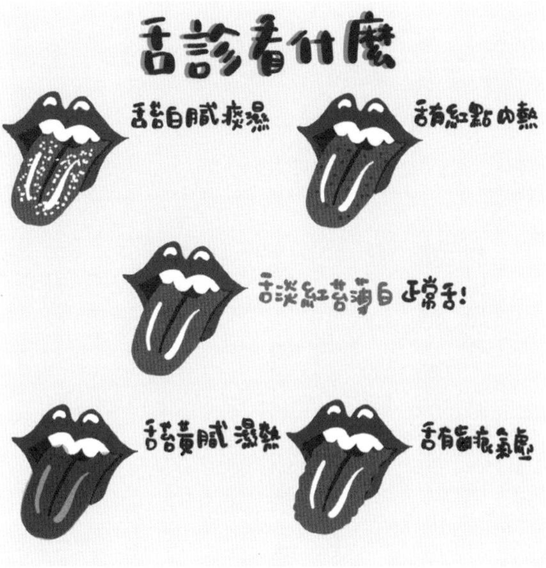
舌診看什麼
舌苔白膩痰濕
舌有紅點內熱
舌淡紅苔薄白 正常舌!
舌苔黃膩 濕熱
舌有齒痕氣虛

❖ 不同型態的舌頭所代表的意義。

3 不同型態舌頭代表的意義

接著，讓我們看看舌診時，不同型態的舌頭代表什麼意義。

- **正常的舌頭**：淡紅薄白苔
- **舌苔黃**：熱象，代表發炎、吃太好，飲食爲高油脂、高蛋白、高膽固醇等。
- **舌苔白膩**：身體溼氣重、痰濕淤積
- **舌白、有齒痕**：代表氣血不足，氣虛。
- **舌紅（紅點）**：代表發炎、生氣。

二、聞診

把中醫的四診當成偶像團體的話，那聞診應該是人氣最低的成員。但正如團體裡的每個成員都有各自的擔當，比如會跳舞擔任舞藝擔當、長相最出衆的擔任顏值擔當等，聞診在四診團體裡扮演的可說是調和團體氛圍的團體小可愛，它能幫助確認其他診斷方式。

顧名思義，「聞」代表兩個範疇：聞**味道**、聞**聲音**。中醫師會與病人透過以下互動方式，來找出疾病的原因：

（一）聞味道

相信大家都聽過這個流傳已久的廣告：「有口臭就是火氣大！」關於「聞味道」如何診斷疾病，最直接的理解應該就是「聞口氣」了吧！

不過，疾病不僅會影響口氣，特定疾病會有不同的體味，例如：

- **腎臟病**：尿騷味。
- **糖尿病**、**酮酸中毒**：水果味。
- **痛風患者**：發酵啤酒味。

另外，長期鼻竇炎的患者會覺得自己的口鼻間時常有腐臭味，婦科感染的患者可能會產生魚腥味，吃壞肚子時排便會有腐臭味等，諸如這些味道，都是幫助醫師診斷的重要環節喔！

（二）聞聲音

聽聲音有許多面向，基本的有患者本來說話聲音的音量、語調、多話與否等等，此外，感冒或現在常見的長新冠症候群病患，其咳嗽聲、打嗝的聲音等，也都包含在聞診的範疇。我在診間時，也常常會請病人咳嗽一聲來聽聲音裡是否有痰、咳聲是否有力，來幫助我確認病人的情況。

下次去看中醫時，如果被醫師要求發出聲音，可不要被嚇到了喔！

三、問診

問診就是醫師詢問病人的病況，這部分讀者們應該都很好理解。小時候，父母陪同我們去看醫生時，我們可能就常常會被鼓勵教導說：「有不舒服的地方快點跟醫生說。」用感情比喻的話，就像一段關係裡，雙方如果有不能忍受或是不滿的地方，一定要說出來，我們永遠無法期待對方是自己肚子裡的蛔蟲，絕對知道自己現在因爲什麼而不開心。同樣的道理，如果連跟我們一起生活的父母或伴侶都沒辦法知道我們在想什麼，那平常根本沒和我們一同生活的醫師又怎麼知道呢？因此，醫師一定要透過不斷的詢問，才能夠確認身體的狀況。

由於中醫沒有儀器輔助看診，因此自古以來在問診方面就更加重要。明代的張景岳歸納出「十問歌」，再經過清代的陳修園修改，流傳至今，可以說是中醫問診的SOP：

一問寒熱二問汗，三問頭身四問便，
五問飲食六胸腹，七聾八渴俱當辨，
九問舊病十問因，再兼服藥參機變，
婦女尤必問經期，遲速閉崩皆可見，
再添片語告兒科，天花麻疹全占驗。

順帶一提，現代醫學裡也有相似的問診流程：「LQQOPERA」，這也是書寫病例的重要基礎。每個字母分別代表：

- Location：位置
- Quality：發作型態

- Quantity/time course：發作歷時長短
- Onset mode：疾病發作的型態或發作模式
- Precipitating factors：環境或誘發因素
- Exaggerating/exacerbating factors：加重因素
- Relieving factors：緩解因素
- Accompanying/associated symptoms：伴隨症狀

不過，「十問歌」的實際臨床應用需要看當下的狀況而決定，例如以前會說「天花麻疹全占驗」，但現在台灣嬰幼兒都規定注射疫苗，天花麻疹基本上已經絕跡；或者當一位女性因爲手扭傷而進診間，也不用特地「婦女尤必問經期」，反而應該直接了解與處理她當下最需要處理的患處。

我自己對於問診的最深體會，是希望可以拼湊出病人在診間之外的平日生活型態，因爲每一個生活習慣都可能導致疾病的累積。除了十問歌的基礎，我問診的另一必備問題通常是職業，患者多年未癒的痠痛或是疲勞，可能就是來自長期工作的勞損以及輪班制度，這都是開藥診斷很重要的指標。

問診與其他三診之間也有密不可分的關係，如：望診發現患者臉色很差時，需要透過詢問來確認前一天是否熬夜，或是有什麼不舒服；聞診發現患者有口臭時，需要透過詢問來確認這是長期的現象，還是最近才發生；切診發現患者感冒，需要透過詢問來確認最近是否吹到風著涼或怕冷。

除了詢問病況，我自己認爲問診也包含結束診斷、開藥後給患者時的衛教叮嚀。有時候，一句貼心的問候或是信心打氣，也能促進整體治療的效果呢！

四、切診

回到把四診當作偶像團體的比喻，切診無疑是團體中最高冷、最難懂但人氣卻最高的成員了！因爲他幾乎不說話，光靠「止乎禮」的一點碰觸（主要是摸脈），就幾乎能明白你身體的問題，甚至連個性都可以略知一二，這種外表難親近、其實藏著一顆暖心的人設，最能讓迷妹迷弟瘋狂了吧！

拉回正題，如果有個「大衆對中醫最好奇的點」排行榜，那切診應當屬第一了！從求學到現在進入臨床的過程中，只要有人一聽到我在念中醫或我是中醫師，第一個舉動有百分之九十九點九就是伸出雙手，請我幫他們把脈，白目一點的朋友還會故意學《唐伯虎點秋香》的場景，試圖按壓手臂，用內力改變脈象，看我能不能把出〈將軍令〉（結論當然是不行）。

不過，你們知道嗎——其實切診能診斷出來的面向，遠超乎你的想像呢！我們再回到國文課時間，「切」這個字當動詞時，教育部國語辭典裡的解釋有「按脈」還有「貼近」的意思。目前的按脈主要是按手臂橈動脈的跳動，不過，只要貼近身體，就可以知道身體的脈動可不只如此。

（一）脈學的演進

上古時期，《內經‧素問‧三部九候論》摸遍全身的脈動，把人體頭部、上肢、下肢分成三部，每部各有上、中、下三處的動脈，總計九個部位的脈動：

「帝曰：何謂三部。歧伯曰：有下部，有中部，有上部，部各有三部……上部天，兩額之動脈；上部地，兩頰之動脈；上部人，耳前之動脈。中部天，手太陰也；中部地，手陽明也……」

《內經》文中也有提到，切診是以感覺脈動顯示的型態，來推斷身體的狀況。

接著到約西元一世紀，《難經》提出：「獨取寸口以決五臟六腑死生吉凶。」也就是只以**寸口**（也就是橈動脈）的跳動為診斷依據。雖然在那之後，東漢張仲景著《傷寒雜病論》曾提出三部脈法（寸口：橈動脈；人迎：頸動脈；趺陽：

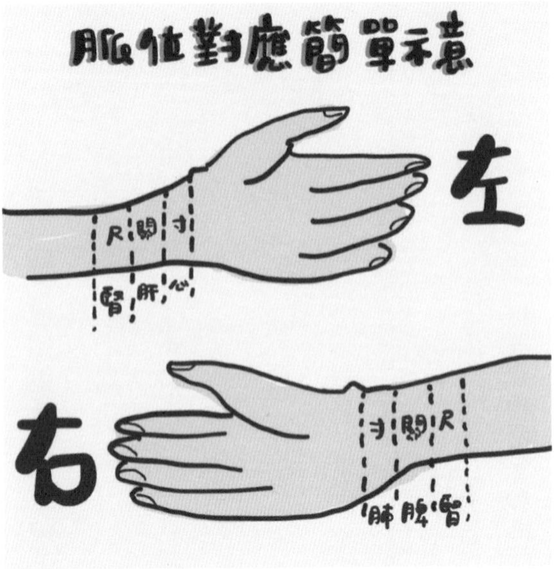

脈位對應簡單示意圖

脛前動脈），後世仍以寸口脈法爲大宗。

看完落落長的脈學演進，終於要進入「爲什麼只是感受脈動就可以知道身體狀況」的重點了！

（二）把脈的原理

我們又得再再再度回到先前提到過的核心——古人沒有儀器，只能經由見微知著的觀察力，來知道疾病的狀況。我想，他們一定是先從過世的人身上發現，當生命終結時，不僅體溫漸漸下降、身體漸漸緊繃，平常顯而易見的脈搏跳動也會隨之停止。他們初步認識到，脈搏的跳動是生之所以維生的重要依據。他們經過研究還有歸納，發現各種不同的脈動也代表不同的生理狀態，此外，醫者搭上患者雙手橈動脈不同部位時，其跳動也各代表不同臟腑的表現。

我們可以從橈骨莖突（大拇指下手腕的一個突起）用食指、中指、無名指輕輕搭上，這三個指頭下的位置稱爲「寸、關、尺」，「脈位對應簡單示意圖」簡單呈現雙手「寸、關、尺」所對應的五臟。

中醫臨床把脈時，主要會感受以下四個重點：

1 位

也就是脈搏跳動的位置。實際把脈時，你會很意外地發現，其實每個人的橈動脈跳動並不一定均勻，有些人會偏內側、有些偏外側、有些手一搭上就感覺得到、有一些則是跳動的位置在皮膚較下層。

2 數

脈搏跳動的頻率，脈學中以一次呼吸脈搏跳動4～5次爲正常（以一分鐘呼吸15次爲標準，大約跳動在60～80下），跳動太快或太慢都有其病理意義。

3 形

形狀變化就有很多種了，但主要可以從脈膊的長短、廣狹、厚薄、粗細、剛柔來判斷。

4 勢

勢卽走勢，脈搏跳動爲一個動態的呈現，跳動的樣態、起伏、進退、盛衰皆有不同的含意。

脈動所傳達的不僅是身體的狀況，也反映出一個人的個性，如果我在臨床上把到弦脈（脈搏感覺像是拉得很緊的一條弓弦），通常是個性比較急驚風的患者；若把到的脈搏是心臟腑脈很沉、無力（代表心氣虛），此時我問患者，會不會常常被別人嚇到，十之八九會張大眼睛，點頭說是。其實不是把脈多神，而是中醫師發現了身體微小的變化再經過問診確認而已。

從古至今，脈學有非常多脈別跟分支，我在學習的過程中其實也常常被搞得七葷八素的，不過現在漸漸體會到，把脈其實也是修心的一種途徑。把脈時，自己的心要安定，才能夠眞正感受到指下些微的變化。雖然各位讀者們不需鑽研把脈的技巧，但也可以將自己的手指按壓在手腕的橈動脈上，把自己的脈，感受跳動來安定心緒喲！

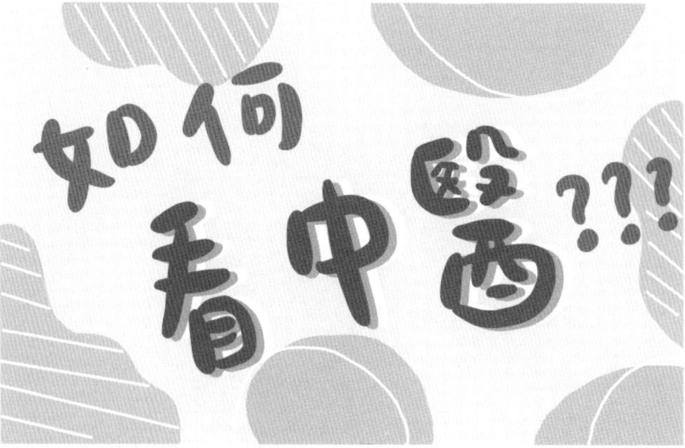
如何
看中醫???

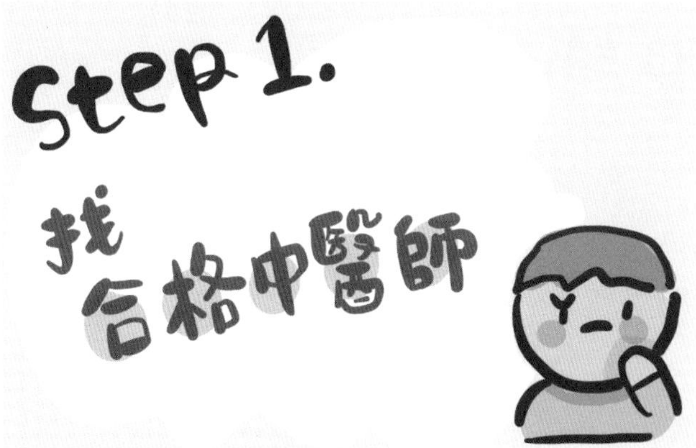
Step 1.
找
合格中醫師

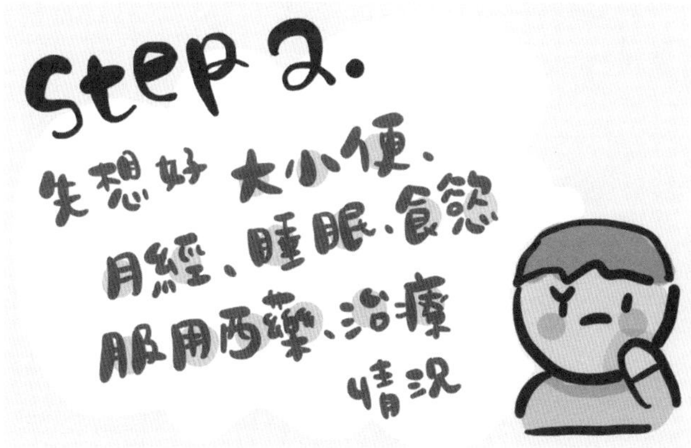
Step 2.
先想好 大小便、
月經、睡眠、食慾
服用西藥、治療
情況

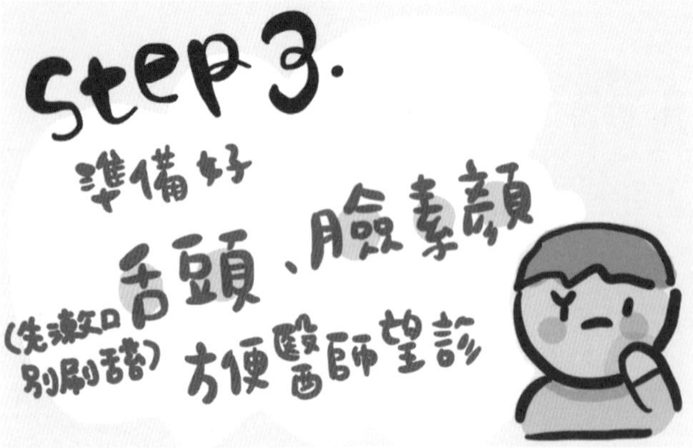
Step 3.
準備好
舌頭、臉素顏
(先漱口
別刷舌)
方便醫師望診

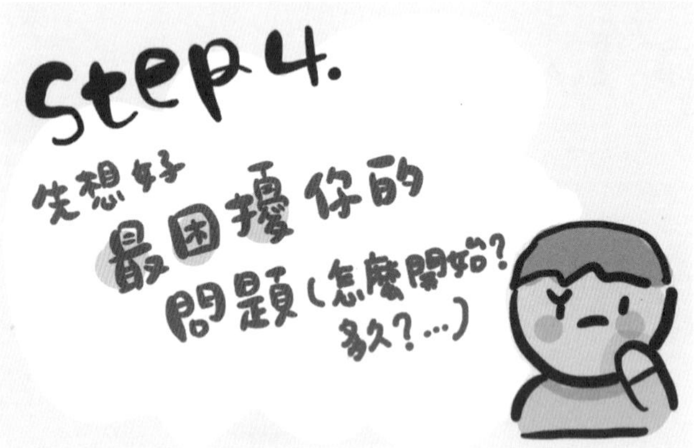
Step 4.
先想好
最困擾你的
問題(怎麼開始?
多久?…)

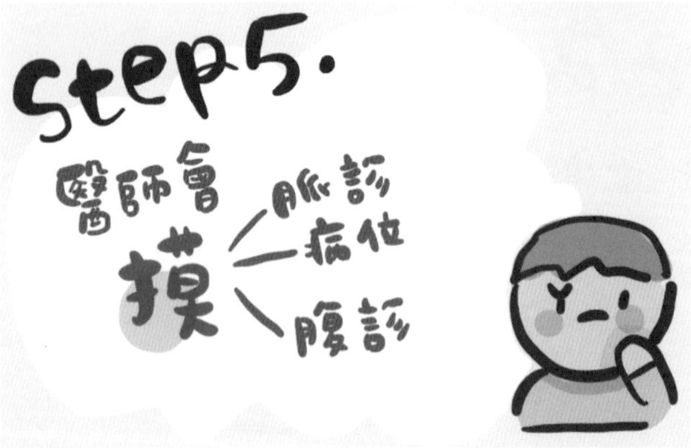
Step 5.
醫師會
摸
脈診
痛位
腹診

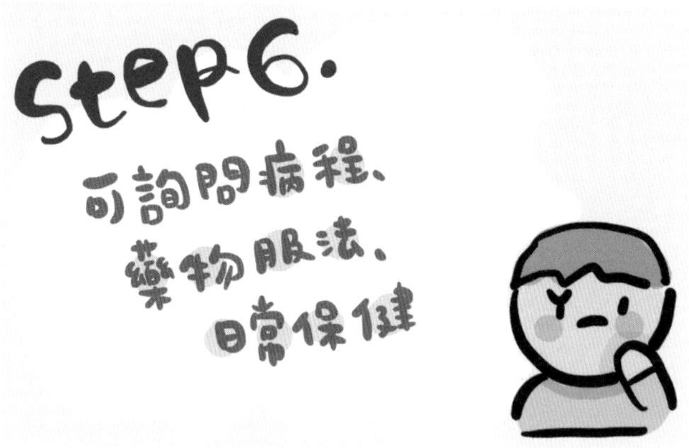
Step 6.
可詢問病程、
藥物服法、
日常保健

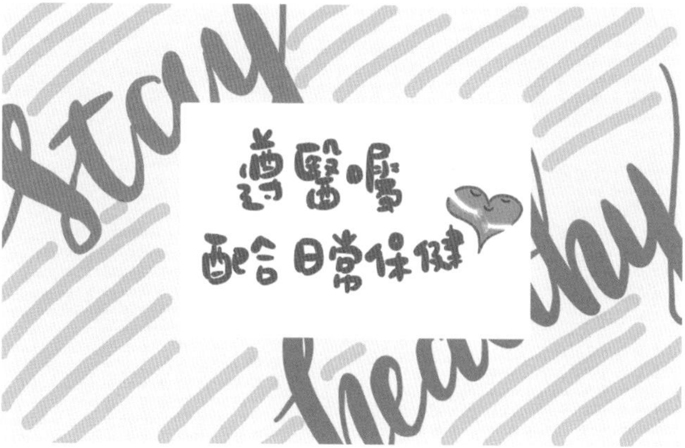
遵醫囑
配合日常保健

Chapter 7

第七章

中藥理論與基本知識

第七章 中藥理論與基本知識

一、中藥的基本知識

我們在前幾章說了很多中醫診斷疾病的方式，中醫師認知到病人的問題後，接著當然要著手處理，進入下一個階段：開藥治療。

（一）中藥的型態

不知道大家對吃中藥的印象是什麼呢？如果看電視的古裝劇，是不是覺得古代人就像劇中的人一樣，總是喝一碗黑黑的液體，也不知道裡面是什麼成分、滋味如何；不過，身在台灣的大家若是看過中醫，對中藥的印象應該就是以藥粉居多。這兩種型態的中藥分別稱爲「水藥」及「科學中藥」，兩者的差別在哪裡呢？

水藥

中藥最原始的型態，就是將適當比例的中藥材，用介質（大部分是水或酒）

煎煮過，再濾掉藥渣（有些情況不用，依煎煮的步驟決定），形成一碗藥水的樣子，我們就稱之爲「水藥」。它的優點是能夠原汁原味保留藥物的特性、發揮藥材的效果，不過缺點就是所要耗費的時間與藥材成本高，對現代人來說也不太方便。因此，現在有許多中醫診所會將固定常用的方劑（像轉骨方、四物湯等）製作成眞空包裝，來給患者配合藥粉使用或單獨服用。

科學中藥（藥粉）

科學中藥是大家最常接觸到的中藥形式，不過這個名詞乍看之下是不是有點衝突？又是現代的「科學」，又是古代的「中藥」，組合起來到底是什麼意思呢？

科學中藥是由台灣的「順天堂藥廠」從日本引進相關技術進而發展起來，是將中藥材經過科學化的方式製成粉劑、錠劑、膠囊等型態。現在由於健保給付跟使用習慣，爲台灣使用中藥最常見的型態。

要理解「水藥與科學中藥」之間的關係，可以用「鮮奶與奶粉」的關係來想像，其製作流程大略如下：

1 **先將藥材以傳統製法煮成水藥。**

2 **以儀器濃縮。**

3 將濃縮的水藥灑到賦形劑（大部分是澱粉）上。

4 乾燥。

科學中藥的優點是藥廠大量製作，整體成本可以下降，對於患者的使用也非常方便：只要吃藥粉、不必定時熬煮藥材。而且中藥材經過熱處理之後，可以避免蟲蛀、發霉等影響，也較容易保存；缺點是，如果藥材本身的有效成分，有較高比例具有揮發性的話，經過濃縮製程時，就容易被揮發，讓成品的有效成分濃度可能不比水藥。

如果想克服有效成分因加熱破壞而降低的問題，或遇到有些不溶於水的藥材時，可以選擇其他製作方式來補足，例如「散劑」（直接將藥材研磨成粉），或是製成藥丸。好比說傷科聖藥——川七的止血成分會因爲加熱而破壞，所以臨床上都直接研磨成散劑來服用。

說到澱粉，如果你在減重，或者因爲疾病而需控制血糖時，不曉得看到賦形劑裡有「澱粉」，會不會產生疑慮呢？其實完全不需要擔心的喔！因爲現在中藥一天的處方用量大約是14～15公克，大概只有約三分之一含有澱粉，也就是不到5公克，而1公克澱粉的熱量是4大卡，所以吃一天的中藥粉大約只攝取20大卡的熱量，是非常低的！

（二）如何吃中藥

吃中藥也要注意以下事項：

1 服用方式

臨床上會遇到許多同時在服用西藥、保健食品的患者，只要間隔半小時到一小時的時間，就可以安心服用喔！

也有很多人抱怨吃中藥粉，害怕會嗆到，可以試試把中藥粉倒到小杯子裡，加水調勻後喝下，就可以解決這個困擾了。

2 不可以配茶或牛奶

茶的「鞣酸」與牛奶中的「蛋白質」，會與中藥的有效成分結合，換句話說，就是會降低中藥的有效成分，因此要服用中藥，就要像某咳嗽藥水廣告說的，「一定 IPAD 溫開水」（一定要配溫開水）。

3 中藥的保存方式

科學中藥的藥粉最怕的是「受潮結塊」與「發霉」，因此平常要保存科學中藥的話，適合放在陰涼乾燥、避免直曬太陽的地方較好。

如果是買藥材煎水藥，藥材的部分，如枸杞、紅棗等含水量較高的藥材，要放在冰箱裡保存；水藥如果沒喝完，也要放在冰箱，但記得拿出來後要加熱再服用喔！

當然，重點是「**按時服藥**」，只要你好好遵照醫囑把藥吃完，就不會有太多怕藥物過期、變質的問題啦！

（三）中藥炮製

我曾經把「中藥炮製」這個名詞拿去詢問身邊的朋友，他給我的回答是：「是燉藥啊？」只能說他這想法太天真了。**中藥炮製涵蓋藥材煎煮前、中、後所做的各項處理**。

就藥材的使用上，中醫一直講求的就是「致中和」，如前所述，身體只要失去平衡，就會感到不舒服、生病，這時就要用藥物去把身體「校正回歸」，如《素問．至眞要大論》：「寒者熱之，熱者寒之。」而藥材之所以爲藥材，一定是因爲它某種特殊的有效成分含量較多才能藥用，也就是具有「偏性」，可以將偏離中道的身體「校正」回歸正軌。

不過，並不是每種藥材在採集後就可以立刻使用。像是「附子」這味藥有很厲害的強心功效，用於急重症的患者上效果很好，但它裡面也含有會使人體呼吸麻痺而死亡的烏頭鹼，要**如何保留好的藥效而去除有毒的成分，就是中藥炮製的範疇**。

翻開中藥炮製的歷史，也是經過層層古人的血淚交織而成。先人們沒有現代科學儀器的分析技術，只能夠不斷嘗試，經過數千年的「人體實驗」後（聽起來是否相當驚悚）歸納出炮製方法。炮製主要有以下幾種用途：

1 **減輕毒性、刺激性**：除了上述提到的附子，舉例而言，「五靈脂」這味藥的前身是鼯鼠的糞便，味道很重，經過醋製之後就可以大幅降低刺激的氣味。

2 **改變藥物的藥性**：中藥材有基本的性質與氣味，大抵稱爲**四氣五味**，四氣就是「溫、熱、寒、涼」，而五味則是「酸、苦、甘、辛、鹹」。

回想一下第五章「五行」的表格吧！五味也對應五行與五臟，所以可就此來粗略了解特定藥物對五臟的作用。既然如此，透過炮製，就可以影響藥材的四氣五味，改變在臨床上的作用。例如原本就屬於酸味的五味子，經過醋製之後，就可以增強其酸澀收斂的特性。

3 **前處理藥材，使其方便保存與使用**：中藥材不只有植物，也有許多礦石類、動物類的藥材，入藥時當然不能以原本的形體直接煎煮（比如礦石類藥材不處理的話，你得吃一顆石頭），這些藥材就得透過敲碎、切片，或是先高溫殺菌，才能進行後續的煎煮與保存。即便是植物類的藥材，也得洗乾淨、撿出需要的部分才能夠應用喔！

在唸後中醫系時，大一的必修就是中藥炮製學與實驗，每次上課都很歡樂，因爲就是在中藥炮製教室，跟同學一起認藥材（期末可是有認藥材的跑台考試呢！）、一起炒藥、做藥丸等等，偶爾會幻想自己是在上霍格華茲的魔藥學實驗課。

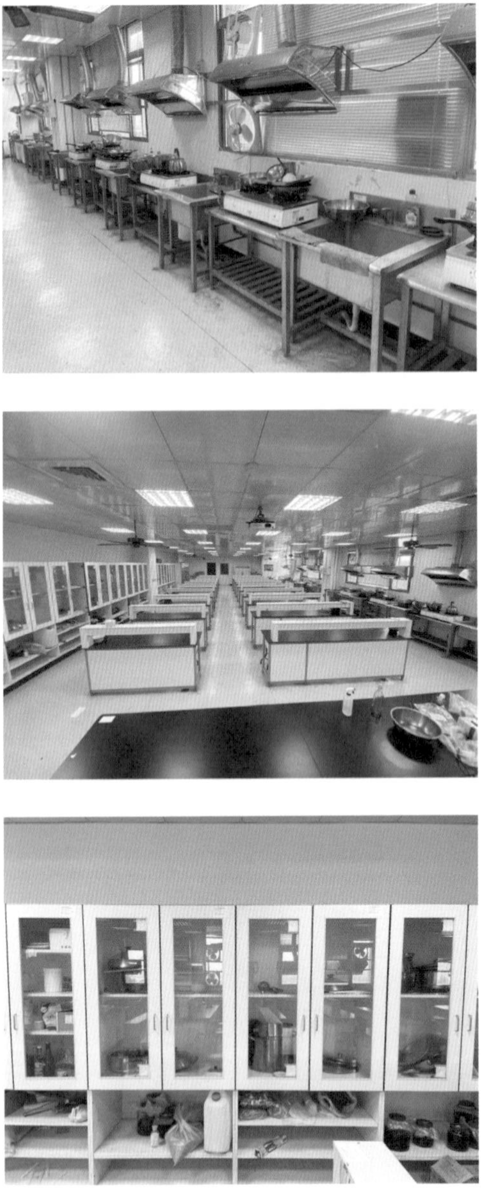

❖ 義守大學後中醫系的炮製教室，可以看到實驗室、炮製用的鍋爐、櫃內的器材等。

中藥的煎煮其實程序非常繁複，每一個方劑其實都有自己獨特煎煮的方法，特定藥物先下、後下也會影響到最後水藥的功效，以下舉兩個例子給讀者們參考。

例1：黃連阿膠湯

成分：

- 黃連：12克（4兩）
- 阿膠：9克（3兩）
- 黃芩：6克（2兩）
- 白芍：6克（2兩）
- 雞子：黃（蛋黃）2枚

作法：以上五味藥，以水1.2升，先煎三物，取600毫升，去滓，入阿膠烊盡，小冷，納雞子黃，攪令相得，溫服210毫升，日三服。

黃連阿膠湯的煮法，就是要先將黃連、黃芩、白芍一起煎煮後，去除渣滓，再加入阿膠烊化（也就是融化的意思），等溫度稍低後再加入蛋黃攪拌。趁它還溫時喝下，每天喝三次。

例2：大承氣湯

使用藥材與炮製方式（藥材後的粗體字爲炮製方式）：

- 大黃：**酒洗**12克（4兩）
- 厚朴：**去皮，炙**15克（8兩）
- 枳實：**炙**12克（5枚）
- 芒硝：9克（3合）

作法：上四味，用水1升，先煮厚朴、枳實，取500毫升，去滓；納大黃，更煮取200毫升，去滓；納芒硝，更上微火一兩沸，分溫再服。得下，餘勿服。

大承氣湯是便秘的知名處方之一，做法是先煮厚朴、枳實，再加入大黃一起煎煮，最後加入芒硝快速滾一下就完成。「**得下，餘勿服**」的意思則是喝藥之後，若大便通了，之後卽使有餘藥也不要再服用了，這是「中病卽止」概念的具體展現。

（四）中藥的「君臣佐使」

臨床上使用的藥物通常都以方劑爲主，方劑就是古人的經驗大全，他們搭配了各種單味藥之後。找出誰跟誰搭配能有「一加一大於二」的效果，整理歸納成爲各種不同的「方劑」。爲了方便探討方劑的組成，擅用比喻的古人就用了古代國家的基本架構：「君主—臣子—佐官—使節」，來理解中藥方劑的結構。

君藥：君主當然是下達指令的人，所以「君藥」就是指方劑中最主要的藥物，治療主症狀，方劑的名稱也通常由它命名，例如：桂枝湯、麻黃湯。

臣藥：臣子就是輔佐君王的角色，所以臣藥可以使君藥的效果發揮得更好，也有治療兼證的功能（兼證是指主訴症狀之外的伴隨症狀，如主訴是頭痛欲裂，伴隨有便秘的症狀，便祕即是兼證）。

佐藥：幫君主、大臣跑腿的人就是佐官，所以佐藥可以幫助君藥、臣藥針對主病症治療，也可治療兼證。如果臣藥是宰相的話，那佐藥就是宰相府裡謀士，可以完成君主跟宰相交辦的事物。

使藥：使節的工作有兩大類，第一就是把君臣的命令、他們想與外界交流的訊息往外布達、傳送，所以使藥的作用就是將君藥、臣藥的藥力帶到想要作用的地方。比如，牛膝這味藥可以把藥力帶往下半身走，如果有下半身疼痛的話就會使用；相反的想要治療上呼吸道或是頭部、面部的疾病，就要選把藥力往上帶的桔梗；第二則是有調和諸藥的功效，就像是在各部會居中調節，讓事情順利推動的角色。

以桂枝湯當例子，桂枝湯是治療風寒感冒的名方，通常是用於怕冷、頭痛、發燒、打噴嚏等症狀。所以**君藥桂枝**就承擔主要溫通身體的任務，**臣藥芍藥**則是有抑制桂枝溫煦能力太強的功能，兩者互相搭配，才不至於藥性太強烈。**佐藥則是生薑、大棗**，他們可以加強君藥解除畏寒的能力，也可以補足生病時的體力。最後**使藥甘草**可以調和各味藥，使整體藥物在身體發揮得更得當。

二、中藥方劑的命名方式

我接觸中醫這幾年以來，時常收到許多對中醫的誤解，其中之一竟然是來自對中藥方劑名稱的不信任。由於中藥命名文謅謅的，又有影視文化的影響，會讓現代人誤會中藥有許多誇大療效、怪力亂神的面向，其實許多中藥方劑的命名幾乎都是用常見的中藥材組成的啦！

（一）以君藥命名

舉例來說，前述「君臣佐使」配伍規則裡說到的「桂枝湯」，就是以桂枝為君藥的方劑，他使用的其他藥材還有白芍、生薑、甘草、大棗。另外像是「吳茱萸湯」（藥材：吳茱萸、生薑、大棗、人參）也是同樣的概念。此外，「六味地黃丸」就是有六味藥，並以地黃爲君藥的藥物。另外大家可能還聽過「大柴胡湯」、「小柴胡湯」，它們都是以柴胡爲首的方劑，不過內容物的比例和組成不同，產生不同功效，所以有了大／小的命名。

學生實習在背方劑組成的時候，最容易入門的就是這類型的方劑，畢竟組成藥材的其中之一絕對不會背錯，哈哈！

（二）以功能命名

我想大家可以想像，在過去社會裡，能識字、讀書的大部分都是讀書人，中醫師自然也是讀書人，在命名方劑的時候就會想要炫耀知識、吊個書袋，所以在命名方劑時，也會以方劑的功效來命名，也有些名稱的由來有故事。

舉例而言，「天王補心丹」傳說是隋唐時代高僧道宣和尚進行苦行法時因爲太過刻苦、心力耗損而生病，在病榻上，他夢到佛教四大護法天王之一的毗沙門天王出現，傳授給他一個藥方，醒來後他就用這個藥方把自己的病治好，這個藥方因此得名。有一首藥詩流傳如下：

「天王遺下補心丹，為憫山僧講課難，歸地二冬酸柏遠，三參苓桔味為丸。」

再舉一例「理中湯」，「理」就是調理的意思，而「中」指的是「中焦」，也就是腸胃的部分，所以針對腸胃虛寒的人，理中湯就非常適合；另外，還有產後調理常見的「生化湯」，乍看之下會有科幻電影的感覺，拆解字面來理解後，其實就是「生長化育」的意思！

三、中藥藥材種類：那些你意想不到的中藥材

除了常見的植物類中藥（包含植物的根、莖、葉、花、果實、樹皮等等），讀者們應該比較不熟悉「礦物類」以及「動物類」的中藥吧！以下就簡單介紹一些生活中常見、但是你意想不到的中藥材！

（一）動物類中藥

紫河車

乍看之下是不是無法知道「紫河車」到底是什麼藥材？其實它就是哺乳類動物的胎盤喔！胎盤內含有許多激素，可以用在產後氣血虛弱、體質虛弱咳喘等症狀上。不過在使用上，你可不要想像血淋淋的胎盤直接服用喔，哪有這麼

恐怖！

我在花蓮慈濟實習的時候，剛好有難得的機會遇到住院醫師學姊生產，可以參與從胎盤製作成紫河車的過程，最後把製成的紫河車磨成粉，加入科學中藥粉，製成膠囊給產婦服用。總之，絕對不是直接吃！

地龍

從這名字就可以知道古代人到底有多愛「龍」，任何長條型的動物都可以冠上龍的稱號。其實，地龍指的是「蚯蚓」，是不是瞬間氣勢弱掉？雖然地龍感覺隨處可見，但牠比想像中更有用途，中醫取蚯蚓很會鑽土的特性，具有「通經絡」的功用，可以用在半身不遂、中風的患者上，此外也有平喘、利尿的用途。

熊膽

顧名思義就是取熊的膽汁或膽囊來藥用，過去用在清熱、明目、止痙攣，現代醫學則發現黑熊膽汁中有一種特定酵素對膽結石的治療效果很好。不過由於取熊膽的過程備受爭議，中藥材的應用已極爲少見。

龜板、鹿茸

龜板是龜殼腹甲的部分，鹿茸則是剛生出來、還毛茸茸尚未骨化的鹿角。把這兩者合併在一起講，是因爲它們通常會一起使用。知名的「龜鹿二仙膠」就是把龜板、鹿茸加上其他藥材一起熬製，鹿茸補陽、龜板補陰，陰陽雙補，不但可以針對老年骨質疏鬆補骨，也可以針對青壯年補腎補精氣，是功效很卓越的補藥！

（二）礦物類中藥

硃砂

硃砂的主要成分是硫化汞，主要的藥用用途是鎮靜安神，其安神效果非常強，常用在嚴重躁症的患者身上。也是因爲藥效強又有毒（汞就是水銀，本身就有毒性），用量得非常仔細。又因爲它是一個很難炮製的藥材，很容易有重金屬的雜質殘留，所以才會那麼容易引起爭議，台灣健保的科學中藥也是禁止開立的喔！

龍骨

龍骨指的是古代哺乳類的化石，所以當然不是眞的龍的骨頭啦！龍骨內含有許多礦物質，有「重墜」的特性，也就是可將浮動的精神狀態安定下來，就可以對夜間煩躁失眠的患者有安定心神的功用。

滑石

滑石其實就是含水矽酸鎂，在藥典的記載就是利尿通淋、清解暑熱，也就是說，它可以解除身體的熱象，尤其是針對泌尿道、膀胱發炎等熱症有很好的效果！

石膏

是的，各位讀者，你們沒看錯，平常用於雕刻的石膏也是中藥材喔！石膏主要的成分是含水硫酸鈣。藥典記載，石膏的藥效爲清熱瀉火、除煩止渴，不同於滑石對於下半身的清熱，石膏較著重作用在上半身肺部或是腸胃。常用於新冠肺炎後遺症的「竹葉石膏湯」就是其應用之一。此外，豆花也含有石膏的成分，所以炎炎夏日來碗豆花，也是非常適合消暑的呢！

芒硝

芒硝是一種礦物結晶，化學成分就是十水合硫酸鈉，如果你常深受便秘困擾，那你一定得好好認識芒硝這味藥。因爲芒硝帶有很多結晶水，如果體內積熱太多，讓腸胃水分不足，使糞便又乾又硬，就可以使用芒硝來增加腸道的水分，等於是用強力水柱把腸子洗乾淨的感覺！外用的話，芒硝就常被放在西瓜霜裡（比較廣爲人知的名字是廣東X藥粉），針對口瘡、溼疹等傷口具有消炎的效果。不過，並不是每種便祕都適合芒硝，有便祕問題還是要請找中醫師診斷開藥喔！

（三）食物中意想不到的中藥配伍

西班牙燉飯：藏紅花

如果你有幸在餐廳找到正宗的西班牙燉飯，通常會在菜單旁有一個孕婦禁用的小注釋，這是因爲通常西班牙燉飯上都會加入藏紅花（又稱番紅花）這個特殊又高貴的香料，不過在中藥裡，藏紅花可是有很強的活血化瘀功能，有可能引發流產風險，所以在點餐的時候可要注意囉！

壽司／生魚片：紫蘇葉

在序的〈中醫的起源〉一節有提到，華陀看到海獺吃了大魚後身體不舒服，就去吃了紫蘇葉來緩解，這個藥材的功能就被實際應用在生魚片料理當中！紫蘇葉可以醒脾止嘔，藥性也比較溫熱，正好可以中和生魚片的寒性。

能量飲料：人參、當歸、川芎、刺五加

「明仔載的氣力，〇〇〇！」、「你累了嗎？〇〇〇！」大家聽到這些廣告詞，應該都可以無意識接出下一句吧！這些市面上的能量補充飲料裡，加的正是人參、當歸、川芎、刺五加等成分，這些藥物都有活血、補血、行氣的功效，能讓精神變好。其中刺五加又名老虎蔘，有一個老字號的能量飲料的主成分正是它，並以此命名，大家要不要猜猜看呢？

仙楂糖：山楂

仙楂糖應該是大家小時候的記憶吧！仙楂糖就是由山楂製成的，山楂的功效是消食化積、活血散淤，簡單來說就是可以促進消化啦！山楂在「消肉積」的方面有特別突出的效果，在燉肉的時候加入山楂，可以幫助把肉燉得更軟爛喔！通常會使用甜度較高的大山楂做糖果，小山楂才會拿來藥用。

四、影視作品中的中醫藥

近幾年宮廷劇的熱潮興起，後宮小主們勾心鬥角的劇情，跟經典的台詞，都會讓人不禁一再回味、奉爲經典。其中最讓人感覺神秘又好奇的，應該是太醫使用、或是拿來陷害別人的中藥材吧！另外，武俠小說裡常提及的補藥、練功秘笈，也可能是大衆初接觸中醫藥時會有的普遍印象。讓我們來一一解密影視作品中的中醫藥吧！

（一）宮廷劇

延禧攻略：金汁

在《延禧攻略》中，高貴妃被帶有金汁的火花潑濺到，使得傷口感染，最後導致她過世。這個「金汁」究竟是什麼呢？

其實，金汁指的是糞水！不過別怕，藥用的金汁不如大家想像的那麼污穢骯髒，它的製程可是非常要求與繁複的：

(1) 首先，要取用11～12歲男童在冬至前後的糞便（較不易變質）。

(2) 加入紅土、純淨的水後過濾。

(3) 放在甕裡。

(4)埋在地底20～30年，才可以使用！

典籍記載，金汁有清熱解毒、涼血消斑的功用，用來對付身體發高熱的情況。現代醫學也會使用糞便治療，有一種糞便微生物移植法，作法是將健康者的腸道好菌移植到腸胃有問題的人身上。

回到《延禧攻略》，劇中暗示，是因爲在熔鐵裡加了金汁，才會讓傷口感染，其實這是不太可能的。熔鐵的溫度高達1500℃左右，細菌、微生物基本上難以存活，因此高貴妃過世的原因比較可能是因爲燙傷的傷口面積太大，照顧上產生的感染造成。

甄嬛傳：東阿阿膠

因爲《甄嬛傳》，大家都對「東阿阿膠」耳熟能詳了。有網友統計過，整部《甄嬛傳》提到「東阿阿膠」的集數共有16集，這中藥材可說是陪伴甄嬛一步一步往上爬的過程。

在此，讓我們拆解一下「東阿阿膠」這個詞，「東阿」是位在中國山東的一個地名，「阿膠」才是中藥材的名字，由於東阿盛產阿膠而出名，因此講「東阿阿膠」就像是講「台中太陽餅」一樣的邏輯。阿膠是由驢皮熬煮濃縮而成，含有非常豐富的膠質及蛋白質，補血滋陰的效果相當出色！不過要使用還是需要經過醫師指示，不要因爲劇情提到就去買喔！

小產聖品：藏紅花、麝香、零陵香

在宮廷劇裡，要是有一名妃子懷了「龍種」，往往會成爲衆矢之的，其他各宮無不費盡心思想使人流產（好可怕的心思啊）。會使人流產的中藥材，除了剛剛提到過的藏紅花，最廣爲人知的就是《甄嬛傳》裡的「麝香」以及《如懿傳》裡的「零陵香」了。

麝香是來自雄性的「麝」從肚臍到生殖器中的一段腺體，藥用爲醒腦開竅，裡頭有一個成分叫做麝香酮，會促進子宮收縮，進而導致流產。現在因爲麝是保育類動物，平常香氛或是乳液常見的麝香成分都是來自人工合成的喔！

零陵香則是一種香草，和麝香造成流產的原理相同，高濃度的零陵香同樣也會造成子宮收縮，而使人流產。

（二）武俠小說

黑玉斷續膏

跟別人每天在外面比武、打殺，就跟找尋幸福的方向一樣，難免會受傷（知道我在說哪首歌嗎？），也需要加強功力。所以在武俠小說裡時常描寫金創藥、練功神丹。在這些藥物中，我認爲最有趣的其中之一就是出現在《倚天屠龍記》裡的「黑玉斷續膏」。它的藥效相當神奇，可以治好一個癱瘓二十多年的師叔。

其實，黑玉斷續膏是眞有其藥，而且是在一般中藥局就可以買到的金創藥，臨床上就是用在跌打損傷、刀馬槍傷，有些不肖業者還會用這個名稱去誇大療效欺騙消費者，所以大家買成藥的時候得注意囉！

任督二脈

無論你對武俠小說熟不熟，都應該聽過鼎鼎大名的任督二脈吧！好像只要打通任督二脈，就會成爲武林霸主，天下無敵手。眞的有這麼神奇嗎？

其實，任督二脈是指「任脈」和「督脈」這二脈的合稱，中醫學生在學習針灸、經絡時一定會學到（下一章〈中醫的非藥物治療〉提到「針灸」時也會講到）。《黃帝內經》經文裡說，任督二脈起於小腹，從會陰部開始，任脈就是走胸腹面到「承漿穴」，也就是嘴巴到下巴中間的穴道；督脈則是從由背面走，再經過頭部，走到上牙齦的「齦交穴」。

任督二脈就像是線頭，任脈統整走在胸腹部的經脈（肺經、心包經、心經等），督脈就統整走在腰背部的經脈（膀胱經、膽經等）。除了中醫，有在練氣功的人會被要求在練功運氣時要用舌頂上顎，就可以連結任督二脈的終點「承漿穴」及「齦交穴」，間接運通其餘的十二經脈。

點穴

我現在還沒遇到任何會點穴的人，也沒遇過被點過穴的人，所以武俠小說常見的點穴部份，我就先以我自己與中醫的理論觀點來跟大家解釋。

前文有提到，身體是由任督二脈與十二經脈網絡而成，氣血的順暢流動對人體非常重要，如果氣的流動受到阻礙，導致氣滯的情況，氣就會不通，「不通則痛」，各項肢體動作都會受到影響。

知道這前提後，讓我們想想武功高強的人的情況，照理說他身上的氣是非常強的，武林高手將他身上的氣注入敵人的某個穴道，讓穴道的氣凝滯或消散，那該穴道所掌管的肌肉、經脈就連帶受到牽連，使活動力下降，呈現出的樣子就是敵人整個停住了。

以上是我腦洞大開的解釋。不過，其實臨床上針灸時，只要你稍微移動針，被針灸的人也會有痠脹麻的感覺，讓他們都不敢有任何動作，也有像被點穴一樣的感覺。看來中醫師各個都是隱藏的武林高手呢！

最後，說到針灸，下一章我們就要來介紹「中醫的非藥物治療」，而針灸當然是其中要角！

Chapter 8

第八章

中醫的非藥物治療

第八章 中醫的非藥物治療

中醫不只是吃藥，大家去中醫診所，應該經常會被針灸、拔罐，甚至是艾灸吧！而推拿也是很常見的中醫療法。中醫有許多的非藥物治療方式，就讓我們在這裡一一探究吧！

一、針灸

若要詳細講針灸的理論，可能就算用一章的篇幅還是不夠的，本節會帶到最基本的原理，讓大家在接受針灸治療時，可以知道醫師的大概思路是什麼。

在針灸治療間裡，病人最常問我的就是：「爲什麼我手痛，但卻是針腳？」這就得提到針灸一定要知道的知識，也就是人體的經絡系統。

（一）經絡系統

《黃帝內經》定義經絡爲：「**行氣血而榮陰陽，濡筋骨，而利關節者。**」

我們可以把經絡想像成台灣的鐵路系統，有南迴、北迴、縱貫鐵路等路線，

「網住」台灣全島；我們的人體，也是由十二條經絡，再加上奇經八脈，總共二十條經脈網絡所網住的。

鐵路最大的功能就是交通，運輸兩地物資，而人體經絡所運輸的東西則是氣血（**行氣血**），氣血一旦通達，就可以帶動身體各處臟腑陰陽平衡（**榮陰陽**）、使關節濡潤（**濡筋骨**），也就能讓我們全身養分充足、關節利索行動自如了（**利關節**）！

相反的，氣血不通的話，就會產生疼痛，也就是「不通則痛」這句話的由來。疼痛也是經絡產生病變時最明顯的表現方式。解決的方法就是透過針灸來疏通、調動氣血。

那要從哪裡著手疏通經絡、從哪裡調動氣血來幫忙呢？那就要看疼痛發生的部位屬於哪一個經絡了，調動氣血的地方要在同一條經絡上，或是與它有關聯的經絡上才可以調動。就像是特定地方物資缺乏時，就得從經過該地的鐵路，或是與它有交叉的鐵路去調動物資。

用物資的方式來比喻，前幾年疫情嚴重的時候，台灣的口罩產能很大，甚至可以用在外交上，送到其他口罩不足的國家。若把地球想成人體，把口罩想成氣血，就可以把台灣想成是地球上一個多氣多血的穴道，有很充足的氣血送

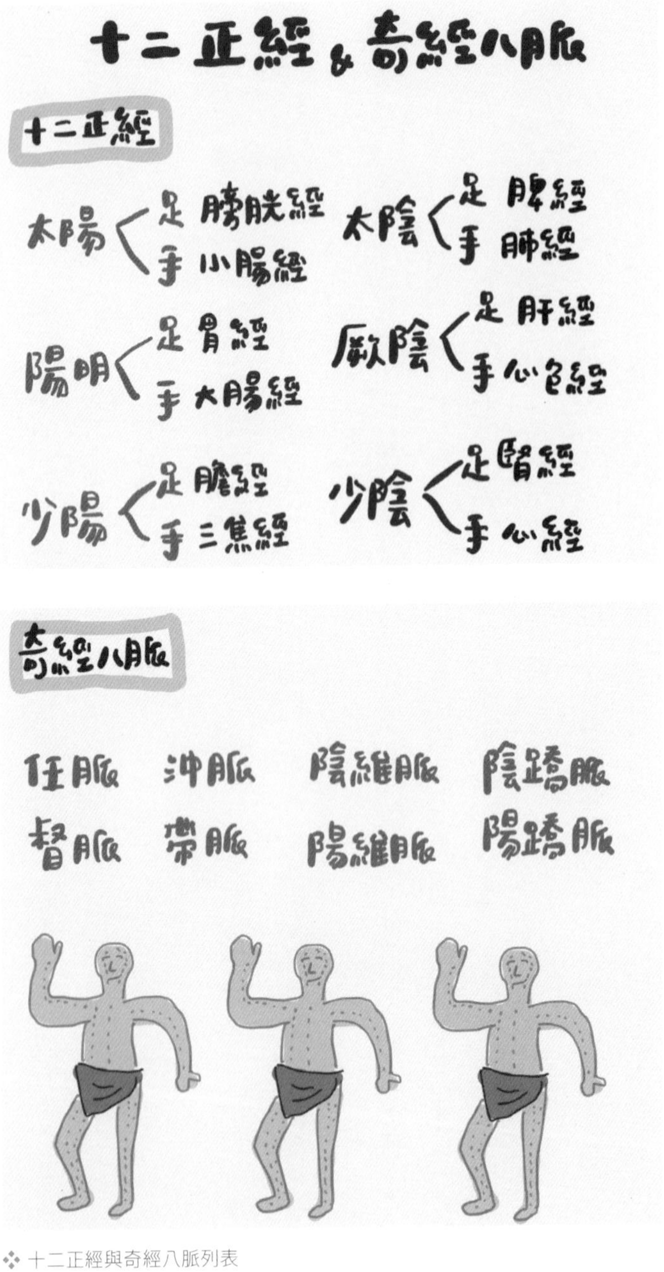

❖ 十二正經與奇經八脈列表

到其他不足的地方，讓地球的運作能維持良好的狀態。

有了經絡的觀念之後，我們便能解說中醫的針灸方式了。

（二）針灸概念：循經取穴

中醫師最直觀跟基本的針灸治療方式就是「**循經取穴**」，例如說膀胱經的循行是「從頭頂走到背後，再一路到腳」，所以如果有背痛的狀況，我也都會取小腿後側的委中、承山等穴道治療；另外，身體出了什麼狀況，也可以直接取該臟腑的穴道來治療，好比腸胃的疾病就可以直接取胃經或脾經的穴道來治療。古人整理了好用的穴道，總稱爲「**十總穴**」：

肚腹**三里**留。腰背**委中**求。
頭項**尋列**缺。面口**合谷**收。
脅肋**支溝**取。心胸**內關**謀。
婦科**三陰**交。安胎**公孫**求。
外傷**陽陵**泉。**阿是**不可缺。

註：「阿是穴」並不是指特定一個穴道，只要哪裡有壓痛、哪裡按了之後會讓人出現「啊！就是那裡」的地方，就稱爲阿是穴。

（三）雷射針灸

把針刺到身體裡，還是會讓很多患者望之卻步，而久病虛者、孕婦、孩童等患者也不適合受到太強的刺激，於是雷射針灸療法也應運而生。

顧名思義，雷射針灸就是以低強度的雷射照射穴位來刺激穴位，並保有非侵入性、無痛、安全、省時（平均的治療時間在三到五分鐘）等優點。我是在花蓮慈濟醫院實習時，第一次接觸與操作雷射針灸的治療。高階的雷射針灸筆還可以根據經絡來調整功率，實際應用在兒科患者以及年紀大的患者身上時接受度很高。

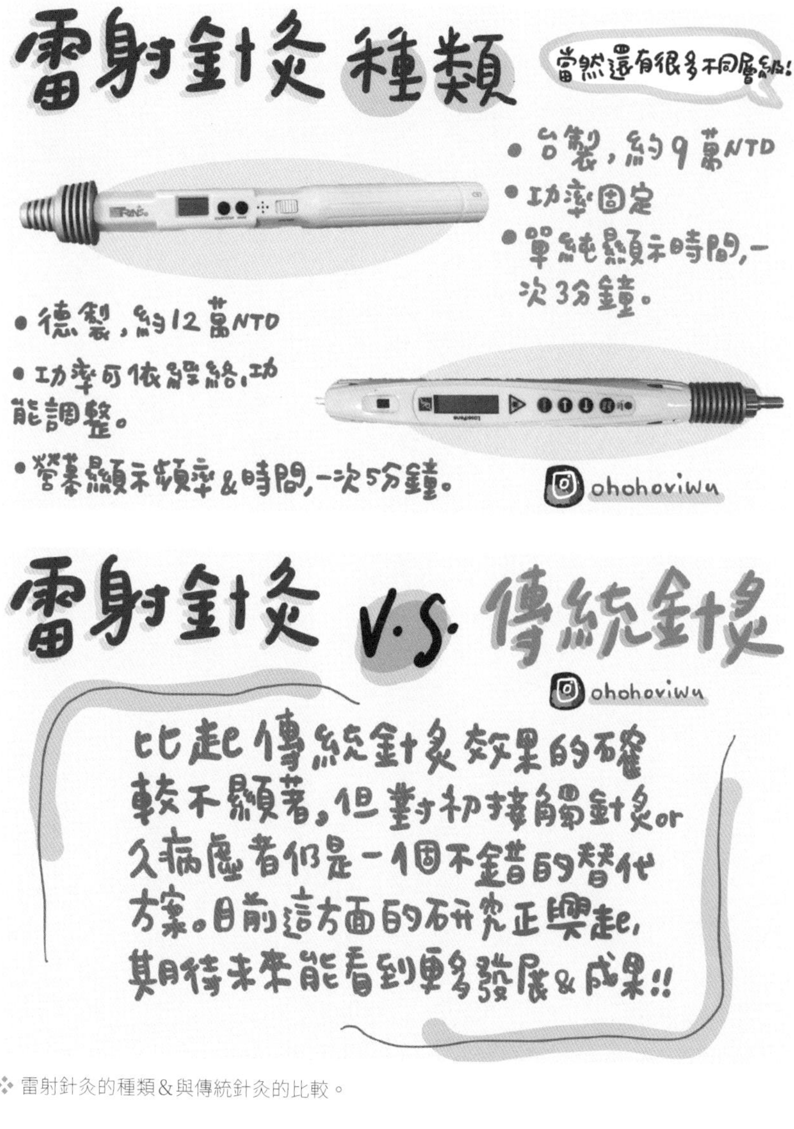
雷射針灸種類
當然還有很多不同層級!
•台製，約9萬NTD
•功率固定
•單純顯示時間，一次3分鐘。
•德製，約12萬NTD
•功率可依經絡，功能調整。
•螢幕顯示頻率&時間，一次5分鐘。
@ohohoriwu
雷射針灸 V.S. 傳統針灸
@ohohoriwu
比起傳統針灸效果的確較不顯著，但對初接觸針灸or久病患者仍是一個不錯的替代方案。目前這方面的研究正興起，期待未來能看到更多發展&成果!!

❖ 雷射針灸的種類＆與傳統針灸的比較。

二、艾灸

孟子曰：「七年之病，求三年之艾也。」這句話中的「艾」指的是中醫的其中一種治療方法「**艾灸**」。其實，中醫裡有一句話：「一針二灸三用藥。」艾灸是比用藥更優先的治療方式。

要理解艾灸是什麼，我們可以先來拆解「**灸**」這個字。灸由上「久」下「火」組成，上面的「久」表示時間久，下面的「火」表示燃燒艾草，所以這個字意思即是：「用燃燒的艾草慢慢地燻烤人體穴道，以達到舒筋活血、調氣通脈的治療目的。」

說到艾草，讀者們的經驗應該主要是來自於端午節掛艾草、菖蒲來辟邪，或者是艾草香皂。其實艾草也是一種很棒的中藥藥物。艾葉可以拿來辟邪，代表陽氣很足夠，臨床實驗也證實艾草能增加人體的血紅素跟白血球、降低血液凝固時間，換句話說，就是可以增加血液循環以及抵抗力。

我們在開頭引述孟子的一句話：「七年之病，求三年之艾也。」這句話表示，長年的久病（七年之病）要用擺放三年的舊艾（三年之艾）來灸，效果才比較好。爲什麼呢？這是因爲新鮮的艾草含有比較多揮發性的油與水分，燃燒會產出濃煙，且燃燒的速度也比較快。不過，艾灸屬於溫補的方法，我們會希望它可以慢慢燃燒，才能慢慢把藥效補到身體裡。所以反而是存放愈久的老艾，效果會愈好喔！

艾灸的施行方式通常都是燃燒艾灸條，維持一個適當距離燻烤，刺激身體的穴位、經絡。根據不同需求，也發展出針上灸、隔鹽灸、隔薑灸等方式。最近也有推出艾灸膏貼片加上溫熱儀器的組合，減少大家在家裡燃燒物品（小心火邪！）的風險。

三、刮痧、拔罐

只要你刮痧或拔罐過，那你一定對結束後皮膚上的深色班痕印象深刻。無論是刮痧或是拔罐，大家都會追求要「出痧」，不過出現「痧」這名詞的時間可能比你想像得要晚喔！

宋代以前，這病症是使用「沙」這個字，後來漸漸被「痧」字取代，古人認爲身體痠痛，是因爲痧蟲在皮膚裡所導致，所以要藉由中醫刮拭的方法把痧蟲逼出來。隨著時間推進，「痧」主要代表下列幾個意思：

- **痧氣**：中暑導致。
- **痧疹**：皮膚產生紅疹、蕁麻疹、皮膚過敏也會說是痧。
- **瘟痧**：明清時期被並用，也稱作是一種瘟疫的表現。
- **痧象**：經過刮拭之後所出的表現。

那爲什麼痠痛時刮痧有治療效果呢？那是因爲肌肉會疼痛，就是發炎的表現。反覆、慢性的痠痛，是因爲肌肉在發炎反應中的「發炎」與「增生」之間來回徘徊，不正常的血管增生就會出現中醫說的血絡（離經之血）。透過組織的刮拭（刮痧），或是眞空吸引（拔罐），可將這些增生的微血管破壞出血，打破停滯的發炎反應，重新啟動身體修復的過程。

出痧的痧色也會呈現身體的情況。如果組織無異常，那麼刮痧後，其實痧象就會不太明顯；中暑的話，則會出紅色的痧，能夠讓身體散熱、降溫；長期的痠痛或身體瘀阻較多，就會出現暗紅甚至紫色的痧象。

不過要注意的是，並不是每個人都適合刮痧。如果你常常需要在大太陽底下工作導致中暑，或是有長期的脖子、前胸、肩頸、下背痠痛等問題，才是適合刮痧的；身體虛弱的人，或是孕婦、小孩等，刮痧前還是去詢問中醫師比較適合。另外，運動員也可以透過刮痧、拔罐的施作，來增加運動表現呢！

因爲刮痧、拔罐操作方便，相信讀者們或多或少都有自己或是幫家人朋友刮痧的經驗，不過在刮痧、拔罐時要注意，由於器具是直接接觸皮膚，兩者中間一定要有介質，可以選擇光滑的器具搭配喜歡的乳液或是精油，才不會讓皮膚受傷。另外，刮痧、拔罐的重點是要出痧，而不用追求一定要讓整個皮膚呈現紅腫的樣子，這樣操作才安全喲！

四、中醫傷科

這裡說的中醫傷科，主要是指醫師用徒手治療來調整、放鬆身體結構的治療方式。中醫傷科可以看成是西醫骨科、復健科、疼痛科的總和，只要是身體有任何的痠痛，不管是立即性的外傷、骨折、脫臼，或是長年的疼痛，都可以尋求中醫傷科的治療。此外，由於前述的針灸、刮痧、拔罐等治療方式也可以處理痠痛的問題，目前坊間常以「針傷科」來囊括。

說到中醫傷科這樣的徒手治療，大家腦袋裡冒出的一定是「國術館」、「喬骨」、「啪啪啪」、「痛爽痛爽」等印象，不過這樣就忽略了傷科的另一面向；傷科治療不能只著眼於身體的痛處，因爲身體內氣血臟腑的其他問題，也有可能導致容易受傷的結果喲！在診間，我也會建議患者針灸之餘，也要搭配內服藥物，整體的痠痛才可以好得比較快，也可以有預防二次受傷的效果。

傳統上，傷科可分成「硬傷科」與「軟傷科」。硬傷科處理關節、骨骼錯位；軟傷科則是處理肌肉、筋膜等軟組織。此外，現代的中醫師也會去學西醫物理治療的手法，一起融入在中醫傷科的治療手法裡喲！

五、放血

坊間對放血有種種偏見跟迷信，在習醫的過程中，我也遇過身邊親戚去做民俗放血療法，標榜說放出一杯濃稠的黑血，就可以達到許多神奇的療效云云。

首先，雖然同樣稱作「放血」，但我想讓讀者們知道，前述的放血療法其實是奠基於西方的學說，跟中醫的放血可是有很大的差異的！

（一）西方的放血

西方的放血，理論依據是西方醫學之父希波克拉底（Hippocrates）的體液學說，希波克拉底認爲人體是由四種體液所組成：**血液、黏液、黑膽汁跟黃膽汁**。一旦這四種體液有各種不平衡，就有可能導致人體生病（這部分其實跟中醫陰陽不平衡導致人體生病的概念滿相似的）。

至於處理這種不平衡的方式，西方的理論就是藉由放掉黑血（也就是靜脈血），來達到身體療癒以及治療的效果，一次操作的放血量都是以數百毫升計算。黑死病流行時，由於當時的人還不清楚成因是鼠疫，當時就有很多醫生會對得病的患者進行放血治療，人們心裡也會有被治癒的感覺。

有關西方的放血治療案例，最著名的就是18世紀時，美國總統喬治華盛頓感冒，就請醫生來到家裡治療，醫師竟然陸陸續續的爲他放出二公升多的血量。人體的全身的血量大約是五公升左右，華盛頓被放出將近一半的血量，可以想見一定是變得更加虛弱，更加速了病逝的過程，使得華盛頓在兩天後就重病去世。

很多人聽說了這個故事後，就會先入爲主對放血產生疑慮與偏見。但前面說到，東西方的放血有很大差異，中醫的放血有一套完整的理論基礎，也十分安全喔！

（二）中醫的放血

中醫的放血療法可以用簡單的四個字來說明：「釋放壓力」，臨床上適用於酸痛的部位。就像前述刮痧時所說，當組織一直在發炎與增生中徘徊時，就會使皮膚表面顯現出血絡或是瘀血的狀況。臨床上，我也會觀察患者皮膚表面，如果血絡較多，我詢問他們是否有長期痠痛的情況時，通常八九不離十。

此時，中醫師就會針對這些部份去挑刺放血，可以想成由外力介入來讓那地方活化新生。中醫一次的放血量也不如西方放血般多達四、五百毫升，就算是針對四肢血絡的放血，也頂多是十毫升左右。

除此之外，中醫師還會運用經絡的概念來選擇穴位來放血。我自己有一次親身經歷，是某次感冒前期發作喉嚨腫痛的症狀，我就針對肺經的少商穴來放血，然後喉嚨卡痛的感覺真的一秒就獲得舒緩！

（三）放血的迷思

古裝劇《女醫明妃傳》描述，一位老奶奶在宴會上突然中風，女主角就在她的十隻手指的指間（十宣穴）放血，把對方救回來。不過，這是古代的急救方法，我們生活在現代，有非常好的急診醫療，如果有急性中風的狀況，一律推薦打電話叫救護車，避免錯過搶救黃金期。中醫的放血反而可以運用在中風緩解期後，針對頭部放血，對避免二次中風有很好的預防作用。

最後，回到這一小節開頭提及的坊間民俗放血治療，這類療法會標榜放出黑血來促進新陳代謝，其實黑血就是來自於靜脈的血液，屬於缺氧血，當然顏色較深。如果要進行這樣的療法，我會建議大家不如去捐血，不但施作上有專業人員協助，還可以熱血助人！

六、中醫五音治療

《黃帝內經・靈樞》：「天有五音，人有五臟……此人之與天地相應也。」

如本書第五章講到「五行」時所言，古人會把五行連結到人體及自然的事物，而上面引用的《內經》這段話是說，自然界的聲音也可以對應到人體的五臟。

這種五行的人體對應在飲食養生上有個版本，是「五色」對應「五臟」的養生方法，如冬天要多吃黑色的東西，可以補腎等說法，這也同樣可以套用在五音上喲！音樂本來就有療癒人心的作用，中醫的五音治療可以用更具體且細緻的方式讓音樂促進健康。五音對應的五行及五臟分別為：

表格、五音、對應的西洋唱名、五行與五臟

五臟	五行	西洋唱名	五音
肝	木	Mi	角
心	火	So	徵
脾	土	Do	宮
肺	金	Re	商
腎	水	La	羽

這只是初步的五音對應介紹，五音詳細的音律跟音調就要請專業的音樂人來解答了。五音治療的作法，是使用對應頻率的音叉等儀器，將能量輸入體內，２００４年韓國也針對這個古老的理論進行實驗，結果也顯示真的是五音相對應的五臟彼此之間的反應最強烈！[1]

其實，只要你在網站搜欄位輸入「五行音樂」，也能搜尋到許多結果，如果下次如果身體哪裡不舒服時，大家不妨在靜養時聆聽相關音樂，療癒身心！

1 Yong-Chin Kim, Dong-myong Jeong, Myeong Soo Lee,"An examination of the relationship between five oriental musical tones and corresponding internal organs and meridians",*Acupunct Electrother Res.* 2004;29(3-4):227-33. https://pubmed.ncbi.nlm.nih.gov/15807103/

Chapter 9

第九章

中醫師回答你十一個為什麼

第九章 中醫師回答你十一個為什麼

我當初會起心動念，想經營中醫科普知識的社群媒體，其中一個很重要的原因，是相較於現代醫學，中醫對患者走出診間的生活習慣似乎有諸多限制，「不能做這個、不能做那個……」，若把中醫具體形象化，看起來會變成一位囉嗦的長輩吧！所以才想藉由白話、生動的方式跟大家說明中醫其實不如大家想的那麼複雜、難親近。

但爲什麼會有這麼多限制呢？這一章就是要來統整大家對中醫的十一個（不是十萬個）爲什麼！（然後請不要問我第十二個問題：爲什麼是十一個呢？只是因爲問題整理完後剛好是十一個啦！）

一、為什麼食物分寒熱

如果要統計我在中醫診間最常聽到的話，那有一句話肯定榜上有名：「醫生，那我有沒有什麼不能吃的？」我在診間也常常會放「食物寒熱溫涼表」衛教單給患者參考，看診完後衛教哪些食物目前不宜食用。

那爲什麼食物會有寒熱的區別呢？承前幾章所述，中醫是經過大量的經驗、觀察累積而成，古人觀察到人吃了不同的食物後對身體產生的變化，進而將食物分類**溫熱寒涼**的屬性。要理解食物的寒熱屬性，可以從下列三種角度來看：

（一）生長的季節

以水果爲例最容易說明這概念，夏天的代表性水果「芒果」就是屬於溫熱性的水果。若你口舌生瘡（也就是嘴破）、皮膚容易搔癢發炎，現在正處於「上火」中，就不宜食用過多芒果；相反的，秋冬盛產的柚子就是屬於寒性的，對於常拉肚子、怕冷等體質偏寒的人，就有可能加重不舒服的症狀。

（二）生長環境

環境對人的影響很大，對世界上的萬物當然也是如此。比如海鮮都是生長在低溫的水域中，因此幾乎所有海鮮都是寒性；另外像是西瓜，雖然盛產於夏天，但是生長環境都是乾燥無水的沙地，綜合生長環境的特點，西瓜反而屬於寒性，可以消暑、解渴，不過吃多也是會拉肚子的。

（三）烹飪手法

掌握了食物的寒熱溫涼之後，還有一點時常被大家忽略，就是烹調方式！就像「中藥炮製」那一小節所說，藥物經過不同的炮製方式後可以改變其特性，食材也是一樣喔！

食材加熱後會產生「梅納反應」，這是碳水化合物與蛋白質在加熱時產生糖化物的現象，讓麵包到肉類等物體的表面變色成淺褐色到焦褐色，並且帶有焦香，可以把它理解爲烹煮讓食物更好吃的原因之一。但是，過猶不及，食物經過燒烤、油炸、快炒等方式高溫烹調後，雖然變得更好吃，但也含有更多讓身體發炎的因子。所以如杏鮑菇等平性（不寒不熱）的食材，油炸後也會變成熱性的，吃多也是會讓身體上火的！

不過，寒熱畢竟是古人的觀察，還是需要現代研究的佐證，好在目前已經有一些研究成果了。現代研究發現，熱性食物（荔枝、龍眼、薑等）能促進體內發炎物質的活性；像是炒花生也能使微血管密度、流速增加，這的確就會導致身體有「上火」的表現；對比來說，寒性食物（菊花、苦瓜、黃連等）則是能夠降低體內發炎物質的活性，剛剛提到的西瓜可以降低微血管的密度與流速，呈現一片「退火」的現象。[23]

二、為什麼不能吃冰

我聽過身邊的朋友說過，他認爲「吃中藥就不能吃冰。」這句話其實對也不對，因爲無論有沒有接受中醫治療，吃冰這件事都要注意喲！

人體有恆溫的特性，我們可以把人體想像成冰箱，冰箱都要維持在4℃的恆定溫度，才能夠防止對健康造成危害的細菌生長。我們也都知道，料理剛煮好時不要一下子就放入冰箱裡，因爲冰箱爲了適應這個高溫的外來物，必須額外努力工作，才能讓冰箱內的溫度降回原本的4℃。（但也不要完全放涼才冰進冰箱喔，因爲食物低於60℃之後，細菌滋生的速度每小時會加快8倍，建議只要不燙手就快點冰進冰箱保存喔！）

---

[2] Dan-Ping Chao, Jian-Jung Chen, Sung-Yen Huang, Chu-Chang Tyan, Ching-Liang Hsieh, Lee-Yan Sheen, "Effects of hot and cold foods on signals of heart rate variability and nail fold microcirculation of healthy young humans: a pilot study", *The Chinese Journal of Physiology*, 2011 Jun 30;54(3):145-52, https://pubmed.ncbi.nlm.nih.gov/21789896/

[3] Ching Jang Huang, Mei-Chiao Wu, "Differential effects of foods traditionally regarded as 'heating' and 'cooling' on prostaglandin E(2) production by a macrophage cell line", *Journal of Biomedical Science*, 2002 Nov-Dec;9(6 Pt 2):596-606. doi: 10.1159/000067288, https://pubmed.ncbi.nlm.nih.gov/12432225/

接下來看到人體，人體要維持在36．5℃，是因爲身體裡有許多酵素要在這溫度才能發揮最好的效果。如果我們吃了太冰的東西進入腸胃，就跟冰箱放入熱物一樣，身體必須耗費額外的能量，才能夠將這個冰涼的外來物加溫到酵素可以作用的溫度。一來一往之間，腸胃也花了多餘的能量來做這件事。若長時間如此消耗身體的「馬達」，久而久之，也會有受損的一天。而且，就像前述「熱漲冷縮」的道理，吃太多冰，也容易引起肌肉收縮痙攣喔。

話雖如此，吃冰這件事也不是完全被禁止，只要掌握五個原則，就可以快樂吃冰，開心長大（？）：

- **吃法**：把冰在口腔裡融化之後再吞進去，小口吃。
- **時間**：在白天、飯後吃。
- **運動**：運動後先讓身體降溫後再喝冰的。
- **病症**：如果確診新冠肺炎後，還有呼吸道症狀（咳嗽、喘），就要先避免吃冰。
- **經痛**：容易有經痛症狀的女性，也要在經期前後避免吃冰。

三、為什麼我會胖?虛胖、實胖是什麼

不曉得從什麼時候開始，「中醫減重」成為人們想減肥瘦身的熱門選擇，來找我減重的臨床患者也不在少數。在這個容易外貌焦慮的社會，大家或多或少都會對自己的身材有不滿意的地方，而且肥胖當然會對身體產生很多負擔，並且有潛藏疾病的風險——那什麼樣的人需要減重呢？

我們先來看一下肥胖症的定義，以「身體質量指數」（BMI）為標準的話，BMI在24以上為**過重**，而BMI在27以上則被稱為**肥胖**；另外，如果男性的腰圍超過90cm、女性的腰圍超過80cm時，也是**代謝症候群**（三高、糖尿病等）的高危險群，可能會出現肥胖。以下簡單說明中醫對肥胖的觀點以及治療方法。

（一）虛胖

中醫有一句話叫做：「肥人多痰濕。」說的現象正是肥胖者大部分都會是痰濕體質。我們在〈專欄二：中醫的痰不只是你知道的痰〉有提到，痰濕體質的養成有很大原因是由於脾胃系統受影響。脾主運化，主要是運送及消化人體所需的養分，而這樣的運送功能是需要陽氣推動的，所以如果脾胃的陽氣不夠，那麼各種營養、水分的運行就會受阻，導致水腫的狀況發生。

這類型的肥胖被定義爲所謂的「**虛胖**」，屬於**陽虛**的表現，患者大部分可能**食慾不是特別好，精神氣色差、肌肉鬆軟、下半身肥胖，小便白淡，也很容易拉肚子**。

因此，**強健脾胃是減重的根本**。我們不僅可以用藥物來調理脾胃，也可以用以下幾個「撇步」，主動養起脾胃的陽氣，幫自己「充電」：

- **喝足夠的水**：每人每天所需水量是「自己體重（公斤）×30毫升」，但要注意是白開水喲，即便是無糖茶也不能算數的。
- **走路五千步**：我瞭解每天運動對現代人來說可能有點難度，不過可以先從每日走路開始，在通勤或是下班時間以快走的方式走路，讓身體微微喘、出汗，就達到增加新陳代謝的目的囉！

大部分的女生屬於虛胖較多，女生若要減重，不僅要注意脾胃，也與婦科、賀爾蒙的狀況相關，所以建議大家還是要先找醫師全面評估喔！

（二）實胖

相對於女生，大部分的男生就以**實胖**居多。

實胖的成因其實很簡單，就是**攝取的熱量大於消耗**，管不住自己的嘴，熱量累積太多，轉換成脂肪推積。實胖的症狀表現是，平常**面色紅潤、肌肉結實，**

小便、大便偏黃、偏硬，食慾很好。如果長期如此累積，就很容易出現三高（高血脂、高血糖、高血壓）的情況。

要處理實胖，除了用藥物控制食慾、多運動，也要注意吃東西要**細嚼慢嚥**，才不會造成脾胃太多的負擔。當然，不是每個男生都屬於實胖，實際上，**體質情況像個光譜，虛實夾雜居多**，還是要依照情況，搭配平常的生活習慣調整！

（三）埋線減肥

中醫減重不僅有開藥與飲食、生活習慣的調整建議，還有一項療法引起大家的好奇，就是「**埋線減肥**」。它主要的原理是使用羊腸線或是其他身體可吸收的線材，透過針管埋在身體的穴位裡。線材埋在身體的這段期間會不斷刺激身體的穴位，促進該部位的血液循環，達到增強減肥的效果。我自己臨床的經驗是，埋線比較像是局部雕塑，只單靠埋線的效果並不顯著，配合飲食跟運動才會有比較好的效果。

結論是，想減重的話，還是要積極讓身體動起來！若只想靠藥物或是埋線減肥，體重或是體態可能會在短時間下降，但並不能長久，反而容易復胖。一定得透過生活習慣的改變，才能夠長久健康瘦下去！

四、為什麼不能熬夜

如前所述，世間的萬物都能夠分陰陽，時間也是如此。相對於活動性高、屬陽的白天，忙碌了一整天後的晚上屬於陰、靜以及休息；而且在中醫觀點裡，一天的十二時辰都有各自相對應的臟腑發揮功能，**晚上十一點到凌晨三點的這段時間，正是走到肝經、膽經**的時段。

無論是在現代醫學或是中醫理論，肝跟膽都是與新陳代謝密切關聯的臟腑器官。如果在夜晚的這段時間沒有讓他們好好休息，就好像是手機用了一整天晚上還不充電，早上起來時，人也會感覺沒有精神。

此外，肝也跟血液的生長、製造有關，如果在肝所屬的凌晨一到三點不睡覺，而是在工作，便是把血液調動到身體各處，不但對肝會造成傷害，還會對血液造成耗損，產生陰虛陽亢的症狀——因為血屬陰，當耗損血液時，身體的陰被消耗掉，便會使陽相對旺盛。這麼一來，身體各處就會產生相對應的發炎反應，也就發生各種**上火**的現象囉！

現代人生活很忙碌，無論是學生或是上班族，可能都有很多要挑燈夜戰的時刻。我通常會建議患者，與其熬夜到凌晨三點，不如先從晚上十一點睡到凌晨三點，讓肝膽經充分休息，接著再起來努力做事、讀書吧！

五、為什麼會腎虧

前文有提到，我學習中醫後，只要有朋友聚會，很容易會遇到一個奇妙的場景：朋友一看到我，就對我兩手一伸，要求把脈。這時，男生朋友們都會帶著期待又怕受傷害的語氣問我：「我的腎還好嗎？」他們都最怕我說出讓男生最聞風色變的中醫名詞——**腎虧**。說起腎虧，還有個名人小故事，上個世紀的大文豪魯迅，小時候也因為牙齒不好而被貼上腎虧的標籤（所以他因此很討厭中醫）。

不過，大家雖然常聽到腎虧，但也都有很多誤解。其實，每個臟腑都有虧虛的相對應症狀，腎也不例外，但是由於腎主生殖的關係，才會讓大家戴著有色眼鏡去檢視「腎虧」這件事。

腎虧其實就是腎氣虛，也就是腎的能量下降所產生的身體問題。而腎氣虛也有分陰陽，以下介紹一下腎陰虛與腎陽虛的臨床表現：

（一）腎陰虛

腎陰虛是由於身體的水液代謝或是內分泌激素不足而出現的狀況。主要的症狀有**產生情緒煩熱，失眠盜汗，口乾咽燥，足跟痛，腰膝痠軟，男生產生遺精，女生產生月經崩漏的情形**。

腎陰虛的主因跟行房的多寡、生活作息有關，對於男性而言，最直接的原因就是精液的耗損，女性則是生理期的經血耗損。有一個簡單的公式可以來了解怎樣的頻率才可以符合養生的標準：**年齡的十位數字乘以九，再看十位數與個位數**。例如28歲男性，就可以用2×9＝18，那這樣代表的就是**1週**可以有性行為**8次**，以此類推。

當然，這公式有個漏洞，可能有些人已經能看出來了：「那十幾歲的人呢？」1×9＝9，沒有十位數。其實，十幾歲的青少年腎氣充足、血氣方剛，不需要限制這麼多，但也要注意花費的時間跟「後果」喔。

（二）腎陽虛

在第一章「五臟」一節有提到，腎氣是推動人體生長發育的重要力量。這力量就由是由腎的陽氣（腎陽）而來，隨著年紀的增長，腎陽是會慢慢減弱的，這是自然老化的現象。如老年人夜尿多次，就是腎陽虛的典型表現。不過來到現代，由於大家工作壓力大、容易加班、熬夜、夜生活豐富，腎陽虛也常見在年輕人身上。如果出現**畏寒，面色㿠白、腰膝痠冷、小便清長或遺尿，男性陽萎滑精，女性有清晰且量多的白帶，或是有不孕**的情況，都是由於腎陽虛造成的！

由以上的說明，你可以明白「腎虧」影響的其實不只有男性，女性如果沒有良好的生活習慣，也會受到腎氣虧損的影響。要把腎養好，不僅要行房節度、早睡早起多運動，也可以在日常生活多補充一些黑色、帶膠質的食物，例如黑木耳、黑豆等，滋補腎氣，讓自己長久健康生活！

六、為什麼會便秘：五種可能形成便秘的原因

我個人對於患者身體運行的期望，就是希望能讓他們「吃得下、睡得好、拉得了」，所以在診間，我一定會詢問：「飲食、睡眠、排便」。有進有出，才能維持良好的體內循環。

不過，還是有不少患者常常在「拉得了」的這一步卡關。關於便祕的成因，以中醫觀點來分類的話，主要有以下五種：

（一）風秘

這裡的風指的就是之前說過的「風邪」。或許你會有疑問：「咦？中了風邪不就是感冒嗎？不應該是屬於上呼吸道、肺部的症狀嗎？怎麼也會便秘？」

這是因為在經絡理論裡，肺經與大腸經互有連通關係（欲知詳情，可以看

更深的中醫書，問問你的中醫師，或歡迎問我！），所以**上呼吸道受到風邪時，也可能會影響到大腸**。大家不妨用「腸胃型感冒」去理解，有時候你感冒時也會產生腹瀉的狀況，也有可能出現相反的便秘情形囉！

（二）氣秘

氣秘指的是「氣虛型便秘」。我們排便時，需要收縮腹腔肌肉，才能順利排出糞便。要收縮肌肉，當然得用力，但氣虛就會用力困難了。氣秘的患者大部分會出現：**時常覺得肚子悶脹、排便時用力半天毫無斬獲又滿身大汗、平常說話有氣無力、臉色白沒精神的樣子**等症狀。

（三）熱秘

熱秘，也就是熱性的便秘，會產生的原因來自平常喜歡吃重口味（燒、烤、炸、辣）的食物，讓腸胃道發炎，導致體質容易熱秘。臨床上還會有以下症狀：**口乾、口臭，且合併按壓疼痛的腹脹**。要治療熱秘，用藥方面就得用許多清熱的藥，來解除腸胃道的熱相。

（四）寒秘

相對於熱秘，寒秘可以想像是體內的火被拿掉，使胃腸道進入寒冬，若把胃腸道比喻爲水管，那冬天會使水管凍結，管內的水流動性就會很差。常發生寒秘的患者大多本來就有脾腎陽虛的病史，消化能力本來就不好。由於**腸胃道的蠕動慢、溫度低**，平常寒涼或冰的食物就得特別忌口囉！

（五）濕秘

濕氣太重也可能導致便秘！濕秘的人通常會**兩三天才排便，或每天排便但量少、有排不乾淨的感覺，排便型態又濕軟、黏，沖掉之後還會卡在馬桶上**。這些現象都表示腸胃道的濕氣太重，有濕秘的情形啦！我們再用一次水管的比喻，若水管壁被塗了一層厚厚糊糊黏黏的膠水，管道當然就難以順利排空囉！

相信看到這裡，許多有便秘問題的讀者們一定都迫不及待想把自己「對號入座」。不過還是老話一句：身體有什麼狀況，記得去找醫師評估，才可以有更妥善的治療喔！

七、為什麼要貼三伏貼

每年時節一接近夏至或冬至，中醫診所外都會紛紛掛起三伏貼的布條。相信有很多讀者，小時候也有糊裡糊塗被父母帶去貼三伏貼的經驗。那什麼是三伏貼呢？

這就要說到貫穿本書的「天人合一」的概念。因爲自然的環境會影響人體，我們就可以運用這個概念來養生。**在夏至後節氣最熱的三天，將細辛、白芥子、乾薑、甘遂等溫熱性的藥材磨成粉末，參入薑汁，調成顆粒狀，敷貼在身體的穴位上**，這就是三伏貼。

那至於是哪一些穴位，就要提到哪些人適合使用三伏貼了。

三伏貼使用的是熱性的藥材，自然是希望用來調整寒性的體質，最普遍的應用就是過敏性鼻炎或是氣喘的病人，又以在冬天或是溫差變化特別大時容易發作的病患更適合；此外，體質偏寒、有慢性痠痛、手腳冰冷、腹痛經痛，還有近幾年新冠肺炎確診後的後遺症，久咳、易喘等各種病症，也都可以諮詢中醫師來敷貼。目前三伏貼的許多療效都已經有醫學證明囉！[4]

我自己的臨床經驗是，使用三伏貼的患者回饋都滿好的，再搭配藥物的治療效果會更好。如果小朋友怕吃中藥，也可以純敷貼，一樣會對過敏調理有幫助！

八、為什麼我沒辦法長高

除了嬰兒期，人體會在青春期迎來第二次的風暴式成長，《黃帝內經》寫道：「女子七歲，腎氣盛，齒更髮長；二七而天癸至，任脈通，太沖脈盛，月事以時下，故有子……丈夫八歲，腎氣實，髮長齒更；二八，腎氣盛，天癸至，精氣溢瀉，陰陽和，故能有子……」

上述引文講述各年齡男女生理變化的段落，我們已經在第五章「五臟」的「腎」時提過。由這段引文可知，女生十四歲左右時月經來潮，男生則是在十六歲時腎氣充盈，進入青春期。上文的「天癸至」可以理解成內分泌性腺激素分泌旺盛，促使人體進入下一個成長階段。在青春期時，應該有許多人擁有服用「轉骨方」的經驗吧？那麼轉骨方主要是滋養哪些部分呢？

---

4 Wei-Hung Hsu, Tsung-Jung Ho, Chih-Yang Huang, Hsu-Chueh Ho, Yi-Ling Liu, Hsu-Jan Liu, Ning-Sheng Lai, and Jaung-Geng Lin, "Chinese Medicine Acupoint Herbal Patching for Allergic Rhinitis: A Randomized Controlled Clinical Trial", *The American Journal of Chinese Medicine*, Vol. 38, No. 04, pp. 661-673 (2010), https://doi.org/10.1142/S0192415X10008135

在這個「轉大人」的期間，最重要的臟腑就是腎，因爲腎主骨，把腎臟顧好，骨頭也能長得好。男生的調理方向會放在補腎益氣，通常會使用「四君子湯」與「六味地黃丸」的加減方，也就是以這些藥方爲基礎，來增減適合患者的單味藥材；而女生不僅要顧腎，還要照顧好肝，因爲肝不僅會影響情緒，也對月經的規律性很重要，所以補腎之餘，還會以調肝養血爲大方向，選擇「四物湯」與「六味地黃丸」等藥方去增減。

目前坊間及各家中醫院所都各自有自己的轉骨方選方，不過還是建議大家，在給家裡青少年轉骨前，可以給中醫師評估，不然如果體質不適合藥方，就事倍功半了！

什麼時候適合轉骨方？有什麼注意事項？

在一年節氣中的**春分**、**白露**時最適合服用轉骨方。春分是大地萬物生長甦醒的時候，人體的代謝也會在這個時節開始變旺盛，所以在這時補足成長的能量是很必要的；白露是進入秋冬時期，主秋收冬藏，能量跟營養也要收藏好，這樣一來，身體也能在來年的春天將這些能量去做更好的利用、生長。

關於服用轉骨方也有以下提醒：

（一）過猶不及

我們的身高也是受到先天工廠（基因）給我們的限制的，男生與女生可以用以下方式來簡單計算一下基因賦予我們的身高大概是多少（單位為公分），千萬不要過度服用轉骨方了喔！

☯ 男生：（父母身高相加＋13）÷2

☯ 女生：（父母身高相加－13）÷2

（二）服用時機

男生開始出現第二性徵（喉結），女生月經初來時，就可以開始搭配轉骨的調理。

服用轉骨方的時機最好是早上空腹、或是睡前服用。在早上服用，可以補足上午的精神；睡前服用，則可以修補一整天耗損的能量，也幫助修復細胞。

（三）個人化醫學

在服用已有固定藥方的轉骨方時，也建議讓醫師評估有沒有其他的藥物需求。例如長期胃口不好的話，就得先把脾胃的力量建立起來，才能夠完整吸收轉骨方的營養喔！

（四）早睡、運動不可偏廢

人體的生長激素會在睡覺時達到分泌的高峰，所以早睡（晚上十一點前）是非常重要的！另外，適當的有氧運動與彈跳運動可以刺激生長，對於想要高人一等的青少年也是必須的喔！臨床上我會建議，如果真的沒有空運動，可以在家裡維持每天跳繩一百下的習慣。

九、為什麼懷孕要坐月子

孕育一個孩子不僅是相當重大的責任，對於母體而言，幾乎是從懷孕一開始，就有天翻地覆的變化。當媽媽們終於辛苦到了足月「卸貨」後，新生兒與產後身體的調養更是一大考驗。華人坐月子的傳統可以追溯到漢朝，至今已經有兩千多年的歷史了，相對於西方文化，東方社會對產後的調理有更多禁忌跟要求，以下就以幾個角度來看坐月子的相關中醫知識：

- **時間長度**：古人說「以月爲期，百日爲度。」最多三個月爲期。
- **恢復臟腑位置**：女生的子宮本來約拳頭大小，到懷孕後期擴大了至少十倍，生產後需要恢復；且懷胎後期，胎兒也會讓五臟六腑受到擠壓與壓迫，就得利用坐月子期間調理。讓臟腑回到本來的位置。

◎ **生產氣血大失**：生產過程對母體氣血的損耗很大，這應該不難理解，因此各方面的精神與營養也需要靠坐月子的期間調養回來。

◎ **與新生兒建立關係、哺乳**：坐月子最爲人「詬病」的就是許多禁忌，像是不能洗頭、不能吹風、不能碰涼水等。這些禁忌可以用另一個角度去思考：胎兒在孕婦體內成長時，新陳代謝相當旺盛，可以想像成是母體肚子裡的暖爐。生產時，母體也一起卸下這「暖爐」，因此相對而言比較容易受寒，且產後氣血虧虛，也會更容易受到風寒、外邪的入侵。因此古人才會對產婦有那麼多禁忌。不過現代人的各種衛生條件都進步很多，就比較不用受到這些禁忌的限制了。

說了這麼多，那中醫對於坐月子的調理到底是如何呢？我們可以大致上將坐月子分成以下兩個階段：

（一）化瘀血、生新血

第一階段大約是**產後一至二週**，此時主要目的是排空體內的惡露與傷口的瘀血，化生新血來補養母體氣血，最常使用的方劑是**生化湯**。但如果是剖腹產的產婦，開刀時通常就會將惡露處理完畢，也就不太適合使用囉！

（二）健脾，調理氣血，補養肝腎

第二階段的要務就是把五臟六腑的功能補起來，這時就會使用**各種補品、麻油雞、十全大補湯**等食品與藥方，也可以趁這個期間趁勢調理母體原有的狀況。不過，關於這些補湯或是調理的需求，還是要去找醫師評估再服用喔！

十、為什麼貓狗也可以看中醫

在人類歷史發展上，從遠古的狩獵時代，到後來的圈養動物，人類與動物的關係愈來愈密切。動物不僅是人類食物的來源，也是陪伴、工作、生活上的好夥伴。

早在周朝，醫事制度就區分出獸醫的分科，直到近代才逐漸以西方醫學爲主流而式微。不過，自一九七零至八零年代開始，反而是歐美、日韓紛紛成立獸醫針灸學會，讓中獸醫又重回大家的視野。

近年，除了一般的獸醫系有中獸醫選修課程，中國醫藥大學也成立「中獸醫碩士班學位學程」，讓台灣的中獸醫得以有更完整的發展。

在實際的臨床應用上，對於寵物退化的關節炎或各種酸痛、無力，針灸效果十分顯著。在中藥用藥（給科學中藥粉或是水藥都有）方面也是與人相同，有體質的區別，對於動物常見的腫瘤疾病亦可以搭配中藥來扶正氣、調養，不僅可以延長動物的壽命，也能夠讓牠們減少病痛的折磨。

我聽過中獸醫師分享，雖然動物們針灸後難以觀察是否得氣（針灸後氣在身體流竄的表現），但有些動物會在針灸後有流鼻水、滴口水或是想睡覺的現象，眞的覺得非常特別又可愛！

家中有寵物的讀者們，下次不妨可以試看看中獸醫，讓寵物們在就診上有更多選擇！

十一、為什麼可以用針灸來美容

人爲什麼看起來會有老態？其實，臉部會老化，不僅是因爲膠原蛋白隨著年齡而流失，還有一個大家常常忽略的原因：「肌肉僵化」。

我們的臉部總共有四十三條肌肉，各種細微的表情、喜怒哀樂以及眼波流轉，都仰賴臉部肌肉運作。隨著日常使用跟繁雜工作，我們臉部的肌肉漸漸僵硬，再加上膠原蛋白流失之後，就容易產生細紋、下垂，若生活習慣差，氣色又會不好，就很容易出現「一臉菜色」。

針灸具有放鬆肌肉、增加氣血循環的效果，應用到臉部就可以達到美容的功效！

臨床上把這項技術稱為「美顏針」或是「針灸美容」。

把針扎到臉上乍聽之下確實是有點驚悚，而且臉部的肌肉也需要被更細緻對待，所以美顏針是透過比頭髮還細的針（0．15公釐以下），針在臉部、頭部、頸部的肌肉及中醫穴道上，達到以下效果：**放鬆臉部肌肉、抑制皺紋生成、刺激膠原蛋白增生、改善臉部循環**。而且不像肉毒桿菌之類的療法，美顏針沒有恢復期，出針後就可以感覺到臉部的緊緻感，也可以直接上妝出門走跳！

而且臉部、頭部是人體陽氣匯聚最多的地方，在經絡裡，陽明經、太陽經以及少陽經的巡行都會走到臉部，因此多刺激這裡的穴道還可以順勢達到**腸胃保健**、**明目**、**好眠安神**等功效！

最後需要溫馨提醒美顏針注意事項：

- 要進行美顏針療法前需素顏。
- 如果臉部有發炎、膿痘或是還沒癒合的傷口，不建議施作美顏針。
- 施作完畢後要記得敷面膜加強保濕。

除了針灸，內服中藥來改善身體的臟腑平衡，自然而然擁有好氣色，當然也對變美有很大的幫助。推薦愛美的讀者們都可以去嘗試看看喲！

Chapter 10

第十章

「後中醫」在台灣

第十章 「後中醫」在台灣

一、Ovi！我想當中醫師……

我在開始為學士後中醫系的考試準備，重新唸書後，每次要跟人家介紹我在做什麼時，都需要花一點時間解釋。畢竟，就連我自己在大學即將要畢業之前，也根本沒聽過「後中醫系」的名稱。藉本章的篇幅，讓我來介紹這個小衆、卻讓每年約兩千多位考生趨之若鶩的「學士後醫學系」制度吧！

（一）後中醫系的五個W

1 WHAT&WHO？

在台灣想當中醫師，除了高中升大學考進一般中醫系（目前有設立的大學爲中國醫藥大學、長庚醫藥大學），還有另外一個途徑——學士後中醫系。顧名思義，學士後中醫系（以下簡稱「後中醫系」）就是取得教育部採認規定的國內外學士學位（含以上）之後才可以報考的。所以無論原本是什麼科系，只要順利畢業取得學士學位都可以。也因此，後中醫系的學生組成相當多元，像是我們系上就有來自文學院、理工學院、商學院等不同領域以及不同年齡層的同學，可說是臥虎藏龍呢！

另外高雄醫學大學還設有「學士後醫學系」，學制是四年，考試分兩個組別：

一、物理與化學組：「英文」（１００分）、「普通生物及生化概論」（１５０分）、「物理及化學」（１５０分）。

二、計算機與程式設計組：「英文」（１００分）、「普通生物及生化概論」（１５０分）、「計算機概論與程式設計」（１５０分）。

民國一一一年，中興大學也正式設立「學士後西醫學系」招生。

（以上資料為２０２３年的情況）

2 WHERE?

目前台灣有三所學士後中醫學系，分別是位於花蓮的「慈濟大學」、位於台中的「中國醫藥大學」、位於高雄的「義守大學」，都是採獨立招生，考科都相同，皆爲：

◎國文

◎英文

◎生物（大學普通生物學）

◎化學（大學普通化學、有機化學）

即便如此，因爲考試資訊取得相對困難，大多數人會選擇補習準備。我自己是考兩年錄取，第一年對一切都很不熟悉時，直接報名補習班，跟著進度走，這做法眞的具有相當的實際幫助；第二年我則是拿著補習班的教材，再自己複習。

3 WHEN?

遙想當年我在準備考試的時候，考季都分布在五到六月，不過近年來，由於中國醫後中醫系開始有第二關的面試，筆試時間提早，其他兩所學校也一起跟進。以１１２學年度爲例，現在考季就集中在四到五月的時候。

確定錄取之後，跟一般大學一樣在九月入學，總共要讀五學年，由於是學士後學生，因此後中醫系省略一般大學的通識課程、基礎課程等，等於後中醫系大一就是一般中醫系大三的課程。在校三年後，第四年就開始進醫院，進行西醫見習；最後一年則是中醫實習。

另外，中醫師需要經過兩次國家考試才能取得專業執照。第一次是在學期間通過即可，大部分後中醫系的同學都會選擇在大二升大三的暑假去考試；第二次則是畢業後考取，才不會影響就職的時間。

4 WHY？

最後一個W就來到「爲什麼要考後中醫系？」的大哉問了。我自己原本讀台大農化系，後來因爲了解到自己不喜歡做實驗，在家人的建議、自己也不排斥中醫的情況下報考後中醫系。就讀的這幾年，也觀察到就讀後中醫系的同學，就讀原因大概可以分成下面幾類：

對未來迷茫

我把我自己歸類在這個類型。這類人在大學畢業後覺得迷惘，不知道自己該做什麼，有人建議、感覺不錯，就來試看看後中醫系。這類人以三類組（自然組）的同學居多，已經對生物、化學等後中醫系的考科有基礎的認識。

圓夢

這類型的同學從小就有一個醫師夢，對於當醫師這件事有所憧憬。所以會想要經由學士後醫學系的途徑來圓夢。他們可能不僅報考後中醫系，也會報考後西醫系，哪一個有考上就會去就讀。

中醫報恩

報恩派的同學，可能小時候自己或家人就受過中醫的恩惠，恢復健康，所以從小就對中醫很有好感，想藉中醫濟世救人而來報考。另外，在後中醫系的學生當中，家裡有開中藥房，或是家中長輩就是中醫的同學也不在少數。

中醫感召

中醫感召跟報恩派的差別，在於這類同學在成長過程中可能有練氣功，或是有其他的靈性感悟；他們也可能接觸過針灸或草藥、漢藥，喜歡比較自然無負擔的生活方式，進而被中醫感召，而來報考。

開創第二人生

後中醫系只要有學士學位都可以來報考，所以後中醫系的年齡層分布相當廣泛，也有退休後想要開創自己的第二人生而來報考的。我非常佩服這類型的同學，他們不僅得熬過艱難的入學考試，考上後還要經過漫漫五年的學習過程，眞的是相當有毅力！

（二）讀後中醫系的日子

考學士後醫學科系的感覺跟一般重考大學很不一樣，主要原因是目標導向更明確（考過國考、取得醫師執照）。以下將簡單介紹一下系上活動與學業的部分。

1 系上活動與社團活動

雖然一些青春無敵的系上活動項目，後中醫系比不上一般的大學科系，但是既然有了第二次當學生的機會，該有聯絡感情的活動還是要有的！以我就讀的義守大學後中醫系為例，大一到大三在校期間，大概會遇到以下場合需要共襄盛舉：

- **大一**：參加大二學長姐舉辦的迎新晚會、家聚
  大一上主辦全系聯歡晚會——湯圓大會
- **大二**：參加由大一學弟妹主辦的包粽大會，祝福大二學長姐暑假國考順利
  大二下主辦授袍典禮，祝福大三將進醫院見實習的學長姐
- **大三**：擔任系學會幹部
  參加授袍典禮

除了上述活動，還有各項運動的系隊（籃球、壘球、排球、羽球等），

可以自由參加。每年年底，各校的學士後醫學相關科系（目前有後中醫系三校三系、高醫後西醫、亞洲大學學士後獸醫學系）也會輪流舉辦「大後盃」聯合盃賽，讓大家再次回味運動賽事熱血的感動。

參加系隊之餘，後中醫系的社團基本上還是以中醫學習爲主，當然後中醫系並沒有限制學生去參加系上以外的社團，但是我所認識的同學，大部分不會花額外的時間去參加系外社團。

經過上述基本介紹後，相信大家能看出，後中醫系這第二次大學的生活，其實也可以過得多采多姿喔！

2 學業與實習

其實，在中醫系的學分中，中醫與西醫的學分比是「55：45」喔！身爲現代的中醫，我們不只需要中醫相關的知識，還得與現代醫學接軌，各項身體的檢驗數值也很適合當作臨床的參考，中西醫合療更是目前的趨勢。

針對西醫的學習也不僅有課堂上的教導，大四時，我們也有一整年時間要在西醫見習。所謂「見習」，就是到醫院的各科學習、並在一旁觀看，不能動手實作、直接幫患者處置。這是中醫學生第一次、也是最後一次直接在西醫領域第一手學習的機會，可以跟門診、進手術室跟刀、查房等等。

透過這一年的西醫見習，與先前的西醫學科，才能讓我們中醫師具有完整的西醫知識。

最後一年則是中醫實習，我們會實際跟著主治醫師、住院醫師學長姊，去治療病人、接會診、協助醫院中醫科部的各項業務與跟診學習。其他的細項安排跟實習津貼，就要視各個醫院來決定。實習醫院的規定各校不一，但大部分都可以自己選擇想去的醫院實習。

至於西醫見習與中醫實習的詳細情況，可以看我之前拍過的影片：

中醫學生在西醫見習都在幹嘛？？？路障？被排擠？令人哽咽的故事 QQ

中醫學生在西醫見習都在幹嘛？ Part II 黑特時間

中醫實習一週生活 Workday Vlog ｜中藥局實習｜打太極拳？！｜上台報告

課餘的時間就隨大家自由應用了，由於中醫學問博大精深，也有分很多派別、學說，所以在學期間，也會有不少同學會花額外的時間與金錢去參加課程。這其實也是很多人焦慮的源頭，因為看著身邊同學都去參加課程，總是會怕自己跟不上大家、落後大家。我自己當初就是緊張一族的成員，雖然說我現在執業時間也還沒有很長，但是想跟學弟妹分享，**不要一窩蜂地跟著別人**！從決定考後中醫系開始，你就會經歷一連串的認識自我的過程，當然，你可以先去了解課程內容，但是還是要回歸自己有沒有興趣，才不會花了時間、金錢成本，卻沒有得到預期的成效。

「跟診」這件事也是同樣的道理。跟診傳承自過去的師徒制，是在學生時期跟著前輩醫師們學習，是中醫很重要的養成環節之一。通常這類型的資源，會在學生入學時由學長姊、系學會那裡提供，如果有自己喜歡或認識的醫師，也可以再私下詢問對方是否可以提供跟診學習。

我自己會運用課餘的時間去接家教賺取生活費，班上也有同學會找各自的打工或是兼職，只要時間安排得當，要做什麼事都可以的！

二、中醫系畢業了，然後呢？

經過了漫長的五學年、兩次中醫師執照考試，順利取得中醫師資格後，接下來的首要任務就是找一個可以讓新出道醫師施展拳腳、抱負的環境了。

在求職之前，準醫師們還要考慮一件事：「**負責醫訓練計畫**」。「**負責醫**」就是一間醫療院所的負責人，白話來說就是院長。如果以後的生涯規劃想要開一間自己的診所，就必須取得這個資格才可以開立，不然就是被人聘請的「**執業醫**」囉！

目前可以取得負責醫訓練的場所，有教學醫院的中醫部、中醫醫院、符合資格的診所等，所以不同於西醫學生畢業後需要考慮去哪間醫院上班，中醫學生還需要思考該去診所，還是在醫院體系工作。

在診所或醫院工作的差別，除了與負責醫訓練計畫有關，還有薪水與生活型態的差別。醫院的話則是如同上班族，有固定的上下班時間，薪資福利就依各醫院規定。升到主治醫師前的開診機會較少，同時也有醫院行政、實習生教學、研究論文等事務，不過比起診所，醫院能夠看到更多急重症會診中醫的患者，累積更多不同的診治經驗。生活品質的部分，因爲現在有設立中醫病房的醫院還在少數，基本上在醫院工作的話不需要値班，生活品質可以維持一定水平。

在診所的話，你就是直接上陣看診，薪水就由實際看診的診數（人次）決定，與病患多寡呈正相關，只要上診的時間出現就好。有些醫師也會到不同診所兼診，所以在時間分配、工作地點上都相對彈性，端看個人想把自己的時間排得多滿。不過，由於是使用排診方式，上班的時間也與常人不同。以我爲例，我的診次幾乎都在下午跟晚上，所以有空的時間都是早上居多，這也養成我都用早上處理影片、貼文等相關事情的習慣。

至於求職的辛酸血淚，我都有拍成影片詳細分享，請有興趣的讀者可以自行前往觀看喲！

我真的從後中醫系畢業了！｜中醫師求職記｜醫院？診所？都擠？

三、Ovi's 中醫日常：我那非常人的日常生活

我常與同爲中醫師的朋友嘲笑彼此是「中醫怪人」，因爲我們聊天時，如果身邊有人經過，聽到內容的話會完全搞不清楚我們在說什麼。以下我整理了幾個念中醫之後發生在我身上的改變：

（一）團購商品不同

中醫學生當然也會團購，不過熱賣商品不是食物或是日用品，而是針灸針以及中藥。

開始接觸中醫藥之後，我們當然會想自己試著開藥、配藥看看，藥廠也會提供中醫學生比較優惠的價格，所以班上時不時就會開始傳遞團購中藥的表單，我也都會準備一些常用的感冒藥備用。有一次感冒時，我辯證錯誤，吃了不適合的藥，反而讓病情變得更嚴重，拖延疾病痊癒的時間，「吃錯藥」對中醫學生來說也是一個很難得的學習經驗呢☺！

除了中藥，第二項熱銷團購商品就是針灸的針。一般人應該不會知道，針灸針其實有很多不同的廠牌，要找到自己針得順手又喜歡的針是很重要的。在學期間，我們也會跟同學一起練習找穴位、針灸，實際體會下針還有被針的感

覺。日常生活間，如果身邊的家人朋友有什麼痠痛的問題，先顧不得他們既期待又怕受傷害的表情，我都會興致勃勃地想要幫他們治療。

（二）觀察世界，領悟道理

這個小標題下的格局有點大，不過身爲一個中醫學習者，在生活中實踐「天人合一」的觀念也是相當合理的吧？（欠打）

對於將中醫理論實踐在現代生活中，我感受最多的時刻是我在花蓮實習的那一年。如大家所知，花蓮就是大自然的同義詞，天氣的變化也是瞬息之間的事，常常可以在太陽天看到遠方的山正在下雨。我走在太魯閣國家公園讚嘆造物主的鬼斧神工，同時也共感著數千年前的古人之所以把人體臟腑與自然萬物連結的理由。

我有許多頻道的影片，甚至是社群的貼文，都是由生活中的觀察而來的喲！

（三）不養生會有罪惡感

我的性格裡雖然有愛搞叛逆的一面，但其實還有一個乖寶寶屬性。如果我知道一些壞習慣會傷害身體，我就盡量不去碰。念中醫之後，我每天都在接收、也在輸出有關如何對身體好的資訊，所以我會盡量在生活裡遵守所謂的養生規矩：不熬夜、少吃冰等等。

有時，看到身邊的人在做危害身體的事情時，也會心急地想要提醒對方；偶爾自己放縱時，也會有罪惡感油然而生。我想，這部分就要靠自己的修爲去看淡這件事，放輕鬆，不然生氣也是很傷身體的（雙手合十）。

（四）有機會就忍不住認中藥

後中醫系大一時有一門課，是要把一堆中藥的樣本帶回家，期中期末時，就有認藥的跑台考試（放藥材在桌上，在限定的時間內輪流跑每一張桌子任藥材）。自此之後，無論是藥膳火鍋或是湯品，只要我看到中藥材，都會克制不住認藥的衝動，想要撈起來確認一下是什麼。

這裡也分享一件糗事：有一次我跟家人去餐廳吃飯時，看到一盤菜上點綴的紅色絲狀物，我得意洋洋地夾起來，跟家人說：「這是紅花，有活血的功能。」沒想到這時候店員從我身邊冷冷地說了一句：「那是辣椒絲。」

「……………^_^」

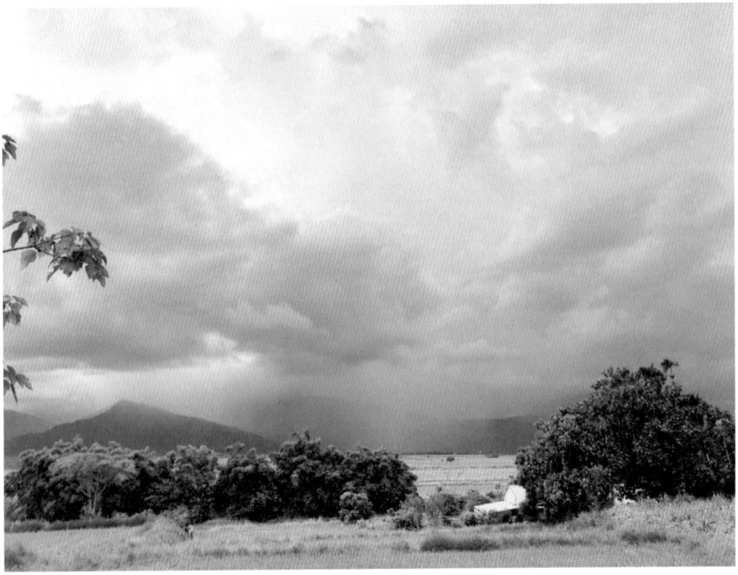

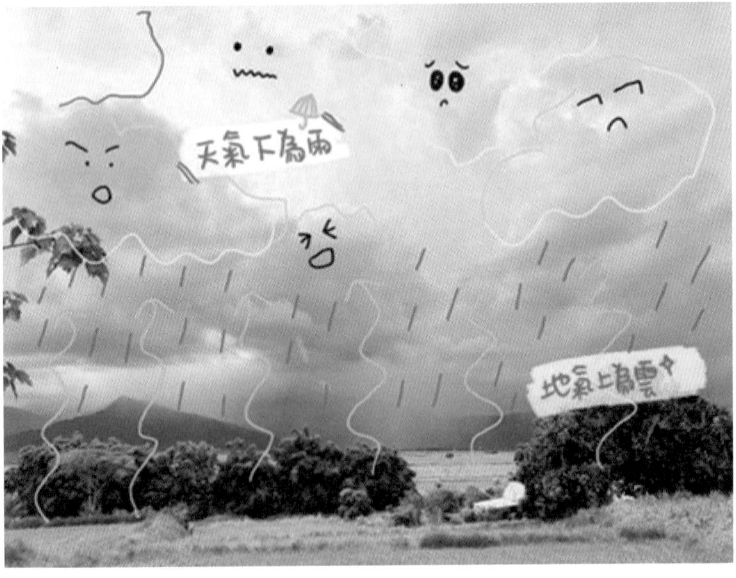

❖ 用中醫的眼睛觀察世界

跋

這幾年學習中醫、經營社群以來，常常被問到：「要怎麼知道自己喜歡中醫？」喜歡這件事本身是很浪漫且主觀的，每個人與中醫相遇的契機不同，當然也會出現不同的回答。而我的答案很簡單：「因為從小有看中醫的經驗，覺得很厲害也不排斥。想像自己如果有一天可以通曉這樣神秘的知識，感覺就很酷。」在有點中二病的動機驅使之下，我也先確認自己不排斥才走上中醫這條路。我想只要眞的去接觸，便可以找到其中最適合自己的「甜蜜點」吧！

接下來，我眞的浸淫在其中、並時常將中醫理論與生活經驗相互印證，常常讓自己驚呼連連；再來，我在習醫時，自己性格裡的雞婆面向被觸發之後，決定透過我的消化理解，介紹「中醫」這個我覺得相當讚的「朋友」給更多人認識。這也是我決定開啟鏡頭，錄製影片的契機。

當然，不是每個日子都是陽光燦爛的，我在一路上也有很多懷疑、焦慮、不安、疲憊，在接觸臨床後，這些負面的情緒更容易浮動在我的心頭。臨床工作其實是充滿刺激的，一診三個多小時的時間看似不長，卻需要醫者們每一分每一秒燃燒自己，腦袋高速運轉，在有限的看診時間裡，提出當下最適合患者的治療方案。

爲什麼要這樣逼自己？因爲當初在書上看到的每個症狀、疾病，現在都轉化成一個個活生生的人了啊！

成就感很高的同時，也容易有很深的挫折感。解決挫折感的方法，就是仍舊要不斷學習、進修。但下診後的繼續學習，與個人生活該如何平衡，我至今也還在探索當中。

寫作的當下，我正在經歷一波情緒的低潮，讀者們看到的這最後一章節其實延宕了很久，閒置書本的收尾時，我想說：「不如來看看前面的章節有沒有什麼需要修正的地方吧！」

於是我從序章開始看過一遍，修改不通順的語詞之餘，也帶著自己過去寫每章時，那充滿興奮與動力的經歷，最重要的是，我又爬梳了一遍中醫最基礎的理論。我感覺到把自己歸零、剔除外在許多紛擾雜質後，只有純粹對中醫的喜愛。也是因爲這樣，我才能夠重新獲得力量，並帶著滿分的誠心繼續寫作。

如果讀者們在讀完這本書後，能透過我的文字興起對中醫的一點興趣，我也就不愧對一直以來在鏡頭與社群上耕耘的自己——還能讓更多人知道中醫的好，眞是太好了呢。

作者簡介

嗨～～我是你的中醫好朋友 Ovi 吳奕璇，除了可以跟你閒聊生活大小事，還會透過影片跟手繪貼文讓你中醫保健知識帶著走！

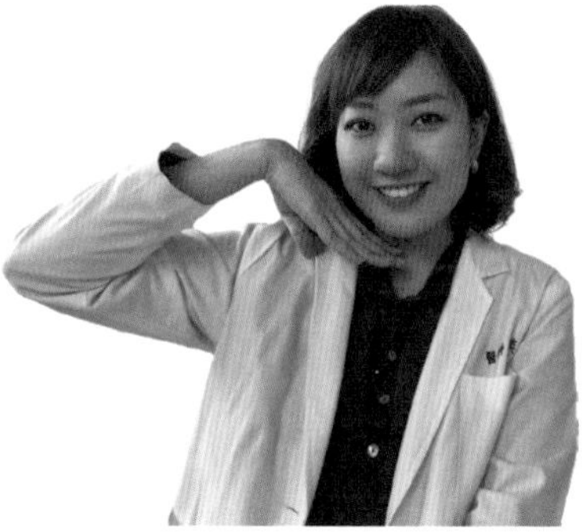

Ovi 吳奕璇

我在台大農化系畢業後，轉職考取義守學士後中醫系，人生轉彎不打緊，還喜歡做更多不務正業的事。從後中大三開始，我在鏡頭前拍影片，一頭栽入自媒體的領域，分享中醫生活化的知識，也分享一路以來的辛酸血淚。畢業後，我在高雄光華馬光中醫診所看診，覺得看診的生活燒腦又有挑戰，有高雄的鄉親也可以來找我聊天看診喲。

沒想過有天可以出書然後寫作者自介，人眞的要好好活著，因爲永遠都不知道接下來有什麼好風景在等著！（突然的勸世）祝大家開卷愉快：）

可以在以下社群找到
我的「Ovi' s 中醫日常」：

Youtube

Facebook

Instagram

國家圖書館出版品預行編目(CIP)資料

中醫搞WHAT：一覽中醫基本原理、適合病症、看診秘訣與養生原則,告訴你為什麼要看中醫 / Ovi吳奕璇著. -- 初版. -- 臺中市：晨星出版有限公司, 2023.09
面； 公分. -- (勁草叢書；541)
ISBN 978-626-320-531-4(平裝)

1.CST: 中醫 2.CST: 文集

413.07 112010348

勁草叢書 541

中醫搞WHAT：

一覽中醫基本原理、適合病症、看診秘訣與養生原則，帶你入門中醫的世界

作　　者｜Ovi 吳奕璇
編　　輯｜許宸碩
校　　對｜許宸碩
封面設計｜初雨有限公司（ivy_design）
美術設計｜初雨有限公司（ivy_design）

創辦人｜陳銘民
發行所｜晨星出版有限公司
407臺中市西屯區工業區三十路1號1樓
TEL：04-23595820 FAX：04-23550581
Email：service@morningstar.com.tw
https://www.morningstar.com.tw
行政院新聞局局版台業字第2500號
法律顧問｜陳思成律師
初　　版｜西元2023年9月15日
西元2023年12月8日（二刷）

讀者專線｜TEL：02-23672044／04-23595818#212
FAX：02-23635741／04-23595493
E-mail: service@morningstar.com.tw
網路書店｜https://www.morningstar.com.tw
郵政劃撥｜15060393（知己圖書股份有限公司）
印　　刷｜上好印刷股份有限公司

定價　420 元
ISBN 978-626-320-531-4(平裝)
Published by Morning Star Publishing Inc.
Printed in Taiwan

歡迎撰寫線上回函